金方书院传承录书系

主编 傅延龄

傅选刘渡舟医案笺疏

2

宋佳、张林、张强、
潘中艺、马浔、秦空 参编

傅延龄 编著

中国中医药出版社
·北京·

图书在版编目（CIP）数据

　傅选刘渡舟医案笺疏.2 / 傅延龄编著. --北京：
中国中医药出版社，2024.8.（2025.9 重印）
（金方书院传承录书系）.
ISBN 978-7-5132-8876-7

　Ⅰ．R254.1
　中国国家版本馆 CIP 数据核字第 20240TC961 号

中国中医药出版社出版

北京经济技术开发区科创十三街 31 号院二区 8 号楼
邮政编码　100176
传真　010-64405721
山东临沂新华印刷物流集团有限责任公司印刷
各地新华书店经销

开本 710×1000　1/16　印张 11.75　字数 220 千字
2024 年 8 月第 1 版　2025 年 9 月第 2 次印刷
书号　ISBN 978-7-5132-8876-7

定价　49.00 元
网址　www.cptcm.com

服 务 热 线　010-64405510
购 书 热 线　010-89535836
维 权 打 假　010-64405753

微信服务号　zgzyycbs
微商城网址　https://kdt.im/LIdUGr
官 方 微 博　http://e.weibo.com/cptcm
天猫旗舰店网址　https://zgzyycbs.tmall.com

如有印装质量问题请与本社出版部联系（010-64405510）

薛　序
——加强名师医案学习

　　加强名师医案学习是中医医生提升临床技能、提高临床疗效的捷径，这是我学医、从医、传医数十年的真切体会。中医之所以生生不息，代有发展，说到底，就是因为植根于临床疗效。

　　按照传统说法，中医临床疗效有三个层级，即上工十全九，中工十全六，下工十全三。我认为，若要真正领略上工级疗效的神韵，唯有临床跟诊，或阅读其临床诊疗真实病历。

　　学好名师学术有二途，一是临床侍诊，一是研读医案。侍诊时能目睹名师诊病处方过程，眼观、耳闻、手记，日积月累，由被动跟随到主动思考，一定会有大量收获。阅读与侍诊结合，养成理法方药一体的思维习惯，加深对疾病发生、发展规律的认识，真切感受"有病的人"与"人的病"的区别与联系，如此即可提升技能，提高疗效，获得由常达变、熟能生巧的认知与实践能力。

　　读医案一定要选择上乘医案！所谓上乘医案，我认为未经雕琢修饰，且有准确到位的按语的名师医案是上乘医案。医案的真实性最重要！名师医案如果被过度修饰、润色，不再是原貌，其价值即有所下降。如果没有按语，或者按语不能准确到位，不能反映名师思维，未得其要，其价值也未能得到提升。

　　说到这里，我回想起来38年前的一桩往事。

　　在杏园金方医院开诊前夕，我清楚地记得是1986年5月18日，那是一个星期日，我的师父祝谌予老师邀请刘渡舟、董德懋、李介鸣、赵绍琴、薛培基等著名中医前辈来顺义座谈，讨论金方医院、金方书院如何做好中医传承和发展。祝谌予老师毕生以继承发扬施今墨先生中西医汇融的革新理念为己任，遵行施今墨先生"编书、办医院、开学校"三位一体的复兴和发展中医主张，强调"盖编书为保存过去的经验，办医院为应用现在经验，开学校为推广未来经验"。在当天的讨论会上，祝谌予老师提出，金方两院应当秉持施今墨先生三位一体的主张，建议医院安排人员，把各位老先生诊治每一位患者的过程记录下来；医院要建门诊大病历；病案记录要反映医患交流对话顺序，可以不拘医学术语，但一定确保真实准确，以便日后整理研究。他的建议得到各位与会前辈的赞成。

为了落实那次座谈会精神，医院挑选出几名具有较好临床基础的青年医生担任老前辈的医助，侍诊抄方，写门诊大病历。我有幸被选为其中一员。在从1986年至1999年的13年时间里，一共有38位老前辈来院出诊，产生了14万份门诊大病历：这些资料堪称金方两院的镇院之宝。在此同时，金方两院还积累了各位老前辈数以千计的教学门诊录像、录音、讲稿和照片，这些资料成为金方两院中医传承的源头活水。

2016年8月17日举行的金方两院成立30周年庆典有幸邀请到了北京中医药大学傅延龄教授参会。我的师父祝谌予先生与傅延龄教授的师父刘渡舟先生是有着几十年交情的老朋友，两位先师友谊的基因让我与傅延龄教授一见如故。此后我俩经常聚谈，多次谈到金方两院发展问题。傅老师提议，金方书院一直是一个院内青年医生培养部门，30年来取得很好的成绩，积累了丰富的教学经验，形成了成熟的培养模式，应该让她敞开大门，面向社会，让院外青年医生也能入院学习，这样就可以培养更多优秀中医临床人才。

傅延龄老师是刘渡舟先生的博士研究生，也是他唯一通过国家计划培养的学术继承人，跟随刘老十数年，得先生口对口、面对面、手把手熏染传授。傅老师对刘老之言入于耳，藏于心，在耳濡目染中领悟刘老学术之三昧。他也是我国著名中医教育家和临床家，学验俱佳，人品至上，是我深为服膺的学术挚友。于是我请他参与金方两院工作。经我反复恳请，幸得他慨允出任金方书院院长，与我联手，让金方书院走出深闺，把金方两院的宝贵学术财富毫无保留地传给下一代，为培养青年中医高能临床人才献力赋能，传承中医，造福桑梓，以实现祝谌予、刘渡舟、薛培基等金方两院第一代先辈们的宏业伟愿。

我经常走进医院的病案室，查阅各位老前辈诊治的病案。每一次查阅，胸中都会涌起阵阵暖意，脑海里出现老先生们的音容面貌。一直以来，我都有一个心愿，要把这些病案整理出来，作为金方书院的学案，分享给金方学子，也分享给更多的中医学人。我把这一想法告诉傅老师，得到他的赞同。后来我俩决定，从整理祝谌予医案和刘渡舟医案开始，由傅老师整理刘渡舟医案，由我来整理祝谌予医案。我俩都认识到，一名临床医生，有和没有名师师承经历，其诊疗能力、其学术进阶的时间成本一定会有显著差异。所以我俩决定以金方两院第一代先辈的医案为金方书院学案，让金方弟子在学习过程中有如亲炙名师侍诊抄方的效果，从此形成金方书院的特色教学。

　　虎年暮春，傅老师开始整理刘老的医案，他把书名确定为《傅选刘渡舟医案笺疏》。正如他在自序中说的那样，刘老这部分医案的诊疗时间，恰与他跟刘老做师承的时间基本同期，所以他对医案里面的理法方药内容都十分熟悉，感到无比亲切。这部分医案正是刘老在 70~75 岁时的诊疗实案。这一时期，刘老的临床经验、医术与医道都臻于炉火纯青、至微至妙的巅峰阶段。刘老在这一时期曾说："我现在读书、看病、带徒，常有天马行空的自由，左右逢源的乐趣。"我在跟刘老侍诊抄方时，每每见到他临床怡然自得的神态。

　　傅老师说他撰写刘老医案有一个明确的思想，要尽量保持病历原貌，不增减，不改易，不修饰，努力让读者感觉到好像在刘老的诊室侍诊抄方。我认为这体现出傅老师"教是为了不教"的大教风范，也体现出金方书院"良方共享，良药共识，良医共进"的求实精神。

　　本套丛书堪称名医、名师、名家的继承发扬之作，我读之如沐春风，如归故境，如侍诊抄方，如听名师病案讨论课，喜不自禁，乃欣然写下上面的文字。

　　是为序。

杏园玉翁　薛钜夫

甲辰年夏至于金方书院

自 序

我出生于一个中医世家，自幼喜欢读书。近20年来，读书、看病是我的两大乐事。白天看病，夜晚读书，日复一日，乐在其中。看病最爱看的是疑难病，读书最爱读的当然是医药书，而其中又以医案为最。有些医家的医案，如宋代许叔微的医案，明代薛立斋的医案，清代吴鞠通的医案，近代曹颖甫的医案，我会不止一遍地读。近贤章太炎先生说："中医之成绩，医案最著。"我认为他的这句话很有道理。

博士毕业两年以后的1990年，我成为刘渡舟老师的学术继承人。曾经他是我的博士研究生导师，我是他的研究生；这时他又是我的师父，我又是他的徒弟。在接下来的4年时间里，我除了参与大学教学以外，主要任务就是师承学习，而学习的主要形式就是跟诊抄方。读研与师承不一样：读研的主要任务是完成学位课程与学位课题，追求创新；师承的主要任务是学师父的临床技能及相关学术，重在继承。我体会到3年读博是我的一次专业进阶，而4年师承是我在专业历程上的一次重要转折。师承以后，我的专业兴趣、思想观念和认识方法都发生了很大改变，这对我后来治学有很大影响。另外，4年师承也是我人生道路上的一次重要转折。师承以后，我只想能像师父那样，做一名好医生，"上以疗君亲之疾，下以救贫贱之厄，中以保身长全，以养其生"，舍此以外，别无长求。

在近4年的师承时间里，我跟着师父看了大量的各种各样的病例，积累下大量的纸质处方。我把处方装在一个小纸箱里，时不时地拿出来，按病和症、按患者整理一番。整理医案，写跟诊笔记，这也是管理部门对各位继承人的要求。当时我就有一种想法，等到出师以后，有了时间，也有了能力，要编写并出版一本师父的医案。可是很不幸的是，在2000年秋天由大学校园搬家到马甸的过程中，那箱处方，还有几本相关图书，连同几本跟诊笔记，竟然不知去向。我焦急地在新屋里翻腾，返回旧房子去查看，一无所获。为此我在很长一段时间里悒悒不乐，每每想起都深感痛惜。这丢失的不只是珍贵资料，也破灭了我的一个心愿！

去年初春的一天，书院一位员工给我办公室搬来4箱资料，说是薛院长安排给我送过来的。我正诧异，薛兄跟着走了进来。薛兄说：傅老师，您不是要撰写刘老医案吗？您可以用这些病历啊！原来那满满的 4 箱资料，是刘老于 1986～1991 年在薛兄的医院出诊时的全部纸质病历。我明白了。我经常与薛兄聊天，这几年来，在大多数的日子里，我俩都是共进午餐；我俩总是一面用餐，一面交谈。应该是在某一次，我给薛兄讲过弄丢刘老处方、不能整理刘老医案的遗憾。说者无心，听者有意，于是就有了那天薛兄派人送资料上门。

行文至此，我要特别表达我对薛兄深深的敬意和谢忱！

当天下班以后，我没有离开办公室，我花了很长时间翻看那些病历。其中相当一大部分处方是薛兄抄的，那时薛兄一有空便去跟刘老抄方。有一部分处方是宝华大姐的手迹，宝华大姐是刘老的大女儿。还有一些处方是刘老亲笔书写的。我于 1986 年初开始做刘老的博士研究生，到 1990 年又开始跟他做继承；我跟刘老学习的时间，与这些处方的时间基本上是同一个时期的。所以虽然时隔 30 多年，我对病历中那些处方的内容十分熟悉，看起来十分亲切：小柴胡汤、苓桂术甘汤、越鞠丸、平胃散、泻心汤、甘露消毒丹、当归拈痛汤、加减木防己汤……病历上的很多处方都是刘老喜欢用的、常用的药方。这些药方后来也一直是我临床最喜欢用、最常用的药方。

在接下来的几天里，我反复思考如何整理并撰写刘老医案。这几年我主要在金方书院做中医教学与传承，我时常考虑的一个问题是如何教好，如何让学生学好。很多人都说，学中医的最有效途径就是跟师抄方。择一良师，用几年的时间扎扎实实地跟诊抄方，必定有成。可是并非所有人都重视抄方，而大多数人也没有机会跟名师抄方。

曾经有两名外地医生利用我的关系，到北京来跟刘老抄方过一段时间。其中一名医生回乡工作两年后，一次专程来北京看我。我俩一面小酌一面聊，聊了很多。他说他很感谢我：那么多的人想跟刘老抄方，因为有我帮助，他才获得了机会。他说跟刘老抄方以后，他的疗效提升了很多，业务进步很大。他带回去厚厚的两个抄本，在临床遇到难治病例时，常常就从两个抄本上查找办法，刘老的那些方法常常很管用。不过他也说他自己的学识有限，只知道照猫画虎，虽然用起来有效，但是常常不明白其中的道理。想起来他的那些话，再思考如何整理并撰写刘老医案，我立刻就有了思路。

整理并撰写刘老医案的目的是什么？是为了传播刘老的学术，为了中医传承，要让那些没有机会跟刘老学的人，通过本套丛书就能学刘老的学术。所以我整理编写刘老医案，应该做到这样两点：第一是呈现过程，第二是增加解说。所谓呈现过程，就是把刘老的诊治过程通过文字呈现出来，让读者在读刘老医案时，就好像在刘老的诊室跟诊抄方一样，有亲历其境的感受。所谓增加解说，就是为刘老对每一个病例的诊疗过程进行解说。一个病例，他是如何进行四诊的？他辨证的依据是什么？他拟定的是什么治法，用的是什么药方？他进行药味加减的道理是什么？我曾跟刘老抄方7年，仔细读过他的书，全面总结过他的学术，后来又独立做了30年临床，所以我能够也应该担任讲解。当读者感觉像在刘老诊室跟诊，同时还能听到一个声音在旁边解说，他们的收获应该会更多。

对医案的解说多被称为"按语"。我读过《临证指南医案》《吴鞠通医案》《名医类案》与《续名医类案》等，这些医案都没有按语，读起来总感觉缺一点什么。许叔微的《伤寒九十论》里有他的一些医案，他自述自按，对读者理解医案大有帮助。柳宝诒的《增评柳选四家医案》，余东扶的《古今医案按》，何廉臣的《全国名医医案类编》等都有按语，而且其按语既有讲解也有评说，给读者很好的引导、指点与启发。

为了突出"解说"的特点，我想用"刘渡舟医案解说"作为书名。不过我更喜欢"笺疏"一词，于是我用"笺疏"替换了"解说"。"笺"字是从李培生教授《柯氏伤寒论翼笺正》借来的，他是我的硕士研究生导师。笺也是注解的意思。疏指比"注"更进一步的注解。我对刘老的每一则医案都琢磨再三，来回注解，不厌其详，不厌其细，力求圆通，用这个"疏"字是比较恰当的。

祝谌予先生著有《祝选施今墨医案》，该书是金方书院的推荐必读图书。金方书院在学术上具有一个根基，两条主线。一个根基是华北国医学院学术，两条主线是施今墨、祝谌予学术与刘渡舟学术。医案是医家学术的最好体现。薛兄和我都认为应该让金方书院的学员读祝谌予医案，读刘渡舟医案。祝谌予老师是薛兄的师父，薛兄即将整理编撰祝谌予医案，也将采用《薛选祝谌予医案》的书名。有鉴于此，我遂决定在书名上再增加"傅选"二字，采用《傅选刘渡舟医案笺疏》的书名。

在此我要特别感谢我的学生宋佳、张林、张强、潘中艺、马浔和秦空，辛苦他们6位花费大量时间将病历文字录为电子文档。

是为序。

杏园菊翁　傅延龄
甲辰夏于金方书院

整理编著说明

一、关于病例选择

本套丛书全部医案皆从刘渡舟老师 1986 ~ 1991 年在北京杏园金方国医医院诊治的病历中选择，共 505 则，为了能够全面、客观反映刘老在那一时期看诊的真实临床情况，反映其诊治习惯和规律，疗效显著的医案、无疗效记录的医案，以及疗效不显的病案皆有选取。

本套丛书在病种上不做特别选择，其中肝病、咳喘、肢体疼痛、心病及消化系统病证的医案较多，发热医案很少，以便秘为主诉的医案很少。

绝大多数病历都是由医助记录，其中也有少数脉案是由刘老亲笔书写。

二、关于内容划分

本套丛书按各病例的主要病患划分小节，并以该病证名称为标题，如头痛、心悸、纳差等。

然而有许多病例的病证是复杂的，有两种或多种主要病证，难以分别其主次，很难划入某一个小节。对于这种情况，本套丛书即依据病历中写明的治法或所用处方，确定刘老按何病治疗，并划入相应的小节。如有一例"腰腹疼痛，大便黏腻，脘痞，里急后重，便下赤白，脉弦"，处方以古治利名方大归芍汤为基本方，作腹泻治之，本套丛书则编入"腹泻"小节。又如有一例中年女性"心悸，胸闷，近咳喘，大便尚调，口干，某院诊断为冠心病，脉浮弦"，处方以桑杏汤合黛蛤散为基本方，作咳喘治之，本套丛书则将其编入"咳喘"一节。

有些病例的主要病患不是一个病证，而是密切相关的两个病证，如咳嗽和哮喘见于同一个病例，划入咳嗽或划入哮喘都不合适，于是本套丛书采用合二为一的处理办法，立"咳喘"一节，将既咳且喘的医案，以及但见咳嗽，或但见哮喘的医案全部划入该节。又如眩晕和昏冒见于同一个病例，划入眩晕或划入昏冒都不合适，于是也合而为一，取《金匮要略》的名称，立"眩冒"一节，将既见眩晕也见昏冒，以及但见眩晕或但见昏冒的医案全部划入该节。此外"噫啰"一节也属于这种处理。

有一些病例，其主要病患发生在身体的同一个部位或同一个器官，且该部位或该器官有不止一种病证，如耳鸣、耳聋等。考虑到这类病例的总数不多，如果细分之便会显得很零碎，于是本套丛书将这类医案合并为一节，以该部位或该器官名为小节的名称，如"耳鼻""咽喉""胁肋"。

本套丛书对身体疼痛一类病证的划分，考虑身体这个词指头颅和内脏以外的体表组织，包括腰股、肩背、四肢及手足，所以把以这些部位疼痛的病例全部划入"身体疼痛"。由于胁肋这个部位常被赋予肝胆病变的属性，具有较强的特殊性，所以本套丛书仍然别立"胁肋"一节。

对于难以按照传统病证划分的病历，本套丛书径直采用西医疾病名称进行分节，如"心脏病""肝炎""肝硬化"等。

三、关于文字处理

为了尽最大可能还原刘老当年门诊的基本状况，本套丛书对原始病历里面的文字，除了对其中存在的少数错别字进行改正，将用于计数的汉字改为阿拉伯数字，如将"六付"改为"6剂"等，此外一概不做修改。

为了客观呈现刘老当时的检查和思维顺序，本套丛书对原始病历中的病情记述也不做改动，如有的病历先记主诉及相关症状，后记舌脉；有的病历先记脉象，后写主诉及相关症状。凡此种种，本套丛书皆一任其旧，不搞规范化处理。本套丛书不是中医医案书写规范示范。

本套丛书对处方中的药名顺序也不改动，即使原貌显得"无条理""无逻辑"。

原始病历处方中常有不规范药名，如云苓、土元、元胡、大金钱草、四川大金钱草等，考虑到都是大家熟悉的常用别名，本套丛书亦不做修改。如此处理，处方显得生动且真实；虽然我提倡中医师在临床处方时应该采用规范的中药名称。

本套丛书处方几乎全部为汤剂，多数为日服1剂，少数注明为"间日1剂"。至于日服次数、单次服量方面的说明，原始病历皆无记录。

四、关于笺疏

"临床首在识证。"识证指辨识病证，识证即已明理。故本套丛书笺疏的首要任务是分析病情，指点每一病例及每一诊次的辨证结果和辨证依据，追溯其辨证过程，分析病机。中医临床诊疗过程的 4 个基本环节是理法方药。理指的就是病机。辨证明确之后，相应的治法便不难理解。接下来的任务是方药。一个治法，常常可以采用不同的处方去落实，而不同的医生有不同的经验，有他所习惯应用，且往往也是他擅长应用的方药。所以本套丛书亦把对方药的笺疏作为重点，所用何方，所合何方，何以加减，解释不厌其细，不厌其繁，且间有发挥。

笺疏为本套丛书的一大特点，亦为笔者最着力部分。

五、关于附篇

附篇《刘渡舟教授学术思想及临床经验选要》是我在第一届全国名老中医药专家学术经验继承工作中，作为刘渡舟老师的学术继承人，于 1994 年完成 3 年师承学习时向北京中医药大学上交的跟师总结报告。我认为这篇长文对于读懂刘老医案，理解刘老的学术思想，学习他的临床经验是很有帮助的。于是我对这篇文章进行了个别的文字修改之后，将它附于《傅选刘渡舟医案笺疏 3》书末。我们也可以把这篇文章视为本套丛书的一篇总结。

目 录

心悸……………………………………………………………… 1

心脏病…………………………………………………………… 14

肝炎……………………………………………………………… 18

肝硬化…………………………………………………………… 53

肝囊肿…………………………………………………………… 60

胆囊……………………………………………………………… 61

胁肋……………………………………………………………… 68

胃脘……………………………………………………………… 93

纳差……………………………………………………………… 134

消渴……………………………………………………………… 139

口干……………………………………………………………… 142

消瘦……………………………………………………………… 143

噫哕……………………………………………………………… 145

呕恶……………………………………………………………… 148

皮肤……………………………………………………………… 158

寒饮……………………………………………………………… 171

心 悸

赵某，男，39岁。1987年8月24日，初诊：

心悸、头晕1年余。近一年来胸膈满闷，心悸，乏力，伴肢体震颤；咽干，口苦，大便尚调。西医各项相关检查无异常发现。舌淡，脉弦。

桂枝 10g　　　茯苓 30g　　　白术 10g　　　炙甘草 10g

太子参 12g　　龙牡各 20g

6剂，水煎服。

【笺疏】本案病例心悸、头晕，胸膈满闷，身体乏力，如此病证，如果不论舌、脉，那可以考虑痰饮、瘀血、气滞、气虚等多种可能。由于同时伴有肢体震颤、咽干、口苦，则肝风内动、郁热上冲的可能性是很大的。然其舌色是淡的，这又提示属于阳虚水饮病变，因为阳虚水饮可以导致心悸、头晕胸闷；水液外渍筋肉，也可以导致肢体震颤。舌淡，心悸，显示心之气阳不足。肢体震颤常由肝风肝热引起，但并非皆由肝风引起，水饮外渍筋肉，阳虚不能温煦筋肉皆可导致肢体震颤。《伤寒论》苓桂术甘汤证之"若发汗则动经，身为振振摇者"，以及《伤寒论》少阴病真武汤证之"振振欲擗地者"，皆属这种病机。苓桂术甘汤为病之轻者，真武汤证为病之重者。笔者曾治一河北籍中年女性患者，阵发心悸，每在心悸发作之时，辄有身体震颤。我投苓桂术甘汤原方药味，患者服药7剂而愈。本案病例头晕、胸闷、咽干、口苦、脉弦，此与少阳病柴胡汤证颇为相似，然柴胡证之舌象应该是舌边尖红，而不应该是淡舌。舌色之所以淡，以水分多也。咽干、口苦可能是兼有少许郁热。脉弦亦主水饮。故处方用苓桂术甘汤，仍重用茯苓行水利尿。加龙骨、牡蛎重镇止悸，加太子参，与桂枝、甘草配合，以温养心之阳气。用太子参而不用党参或人参者，以患者口苦、咽干，太子参具有益气而不温燥的优点。水饮中的些许郁热将随水饮祛除，无所依附而消散。

金某，女，42岁。1987年3月2日，初诊：

心悸，胸闷，喜太息，腰酸痛。月经提前。

桂枝 12g	茯苓 30g	白术 10g	炙草 10g
太子参 15g	麦冬 12g	泽泻 12g	五味子 3g
龙牡各 15g			

6 剂，水煎服，日服 1 剂。

1987 年 3 月 9 日，二诊：

心悸减。腰背酸痛如故。

| 桂枝 12g | 茯苓 30g | 白术 10g | 炙草 10g |
| 太子参 15g | 麦冬 10g | 五味子 3g | 丹参 10g |

6 剂，水煎服。

1987 年 3 月 16 日，三诊：

左侧偏头痛，胸膺堵闷不舒，口唇生疮，面部烘热，后背酸痛，纳少，眠差，便干。舌苔黄腻。

| 白芍 20g | 茯苓 15g | 白术 10g | 炙草 6g |
| 大枣 7 枚 | 生姜 9g | | |

6 剂，水煎服，日服 1 剂。

1987 年 3 月 23 日，四诊：

头痛已止，纳谷增加，时腰酸，胸膈憋闷。

| 白术 15g | 茯苓 20g | 炙草 9g | 白芍 16g |
| 生姜 9g | 大枣 7 枚 | 郁金 10g | |

12 剂，水煎服。

1987 年 4 月 6 日，五诊：

仍有胸闷，后背痛，纳谷见增。本次月经提前一周，量多。舌质红，苔薄白。健脾利胆。

| 茯苓 30g | 白术 40g | 当归 10g | 白芍 6g |
| 陈皮 15g | 羌活 10g | 甘草 10g | 枸杞子 12g |

5 剂，水煎服。

【笺疏】本案病例以心悸、胸闷、喜太息、腰痠痛为主要临床表现，伴见月经先期。这样一种病证，看起来其病机应该为肝郁气滞，可以考虑用逍遥散为基本方治之。其月经先期者，可能是由郁热迫血所致，于逍遥散更加牡丹皮、栀子，以成丹栀逍遥散，以疏肝解郁、清热凉血可矣。然本案初诊处方的底方并非丹栀逍遥散，而是苓桂术甘汤，且茯苓重用至 30g，由此可知师父对本案病例的辨证结果是水气上冲。但是本案病历仅记载了心悸、胸闷、喜太息等少数几个病证，据此难以确定水气上冲的诊断。所以笔者揣度应该还存在一些反映水气上冲的脉症，如舌淡苔水、脉沉弦、面色黧黑、小便不利、身面浮肿等，或许由于师父未暇口述，于是医助也未能予以记录。处方用苓桂术甘汤化气行水，降逆平冲，加泽泻以加强其治水之力，并成《金匮要略》治"心下有支饮，其人苦冒眩"的泽泻汤。再合生脉饮，并加龙骨、牡蛎，目的是补益心脏气阴，且重镇止悸。

二诊时心悸减轻，然腰背痠痛如故。故守方去龙骨、牡蛎，另加丹参养血活血，既能治疗心悸，也能通络止痛。

三诊时病情出现较大变化，患者口唇生疮，面部烘热，眠差，便干，苔黄。此热证也。证变方宜变；故去桂枝之辛温，加芍药之酸寒，且重用至20g，以制阳和阴。此用《伤寒论》第28条桂枝去桂加茯苓白术汤法。师父认为苓桂术甘汤与桂枝去桂加茯苓白术汤都是治水之剂；他把后者称为"苓芍术甘汤"。苓桂术甘汤为甘温治水之剂，适用于阳虚水气上冲之证；苓芍术甘汤为甘寒治水之剂，适用于阳郁阴伤、水饮停蓄之证。芍药一物不仅能利水饮，也能益阴气。由于本案病例此时出现了一定程度的阴伤内热，故相应地也把茯苓减量。

服苓芍术甘汤6剂，诸症悉减，故四诊处方仍然守方。不过由于此时症状已减，故稍减白芍用量，另加郁金活血理气，以治胸膈憋闷。

五诊时仍有胸闷，后背痛，舌质红，苔薄白。末次月经提前1周，量多。结合前四诊的经过进行分析，可以认为此时的病变包括三个主要方面的病机：一为脾虚水气。从初诊到第四诊，都在治水，脾虚水饮可知也。一为少阳郁热。三诊时出现明显的郁热症状，五诊时犹有胸闷、背痛、舌红，这都提示少阳郁热。一为肾精亏虚。患者年届六七四十二岁，三阳脉衰，肾气亦减，月经先期，是其明证。故五诊拟定相应的治法为健脾利湿，疏利少阳，益肾补精。不过原案只说到"健脾利胆"，并未全面叙述，强调重点而已。处方以逍遥散为基本方，重用白术至40g，健脾益气，利水除湿。白术最利腰脐；腰酸痛当重用白术。然而在胸脘痞闷的情况下，白术却不宜重用。不过处方中的茯苓也重用至30g，而且还加用一味陈皮，故重用白术亦无妨。由于毕竟有水气上冲的基础病；水气上冲者，心胸阳气亦不足。所以在三诊、四诊处方皆用芍药益阴和阳之后，五诊犹有胸闷之时，就应当适当减少白芍用量。再加羌活以治背痛；另加枸杞以补益肝肾，以治月经先期。

董某，女，42岁。1987年9月14日诊。

心悸不宁，神疲嗜睡，肢倦，纳差，每年 7～9 月份病情加剧。心烦易怒，胆怯。脉沉滑。

黄连 10g	半夏 15g	竹茹 15g	陈皮 10g
枳实 10g	茵陈 15g	茯苓 30g	生姜 12g
龙胆草 10g	车前子 10g^{包煎}	炙甘草 6g	香附 10g
远志 6g	菖蒲 10g	丹皮 10g	青黛 9g^{包煎}

7 剂，水煎服。

1987 年 9 月 21 日，二诊：

服药后诸症好转。

原方加栀子 10g、滑石 15g

6 剂，水煎服。

【笺疏】本案病例的临床表现需要细致分析。心悸不宁，神疲嗜睡，肢倦，纳差，胆怯，这看起来好像正虚之证。心悸、神疲、嗜睡者多心气不足，胆怯者多肝胆气虚，肢倦纳差者多脾胃气虚。但是，心烦易怒一症却是肝胆火盛的表现。两组症状虚实相反，如何判断本案虚实？根据笔者的经验，此时当以患者的形气色脉为辨证依据。本案病历对形气色脉的记录仅有"脉沉滑"。沉滑脉虽然反映邪实，但是若说据此脉象即可判断为实证，那显然也是不够的。本案处方为黄连温胆汤加菖蒲、远志、龙胆草、青黛、茵陈、牡丹皮、车前子、香附。菖蒲、远志可加强温胆汤的化痰之力，龙胆草、青黛、茵陈、牡丹皮皆为清泻肝胆实火之品。由此可见师父十分肯定本案病例的病机为心、肝胆痰火，湿热痹阻。所以我推想本案患者一定属于形气俱实之人，湿热特征十分显著，如舌红、苔腻、面赤目赤、尿黄、尿频或尿不利、脘腹胀满等。如果没有这样一些证象，师父绝不会如此处方。如果仅仅是痰火扰心，用黄连温胆汤可矣，无须另用龙胆草、青黛、茵陈、牡丹皮、车前子清泻肝胆湿热。如果没有脘腹胀满，处方中不会出现一味香附。如果不是脘腹胀满，而是胁肋胀满，那他一定会合用柴胡、黄芩。

服药 7 剂后，诸症好转。初诊处方清热泻火，化痰利湿，药味不可谓不多，清泻之力不可谓不强，而二诊处方竟然再加栀子清心除烦，再加滑石清热利湿，由此可见师父认为本案湿热甚重。

本案还有一个问题需要解说。患者的病情于每年 7～9 月份加剧，这种现象如何解释？9 月已经入秋；秋季金气旺，秋气凉，为肃杀之气，可制夏热，抑肝气。按常理讲，本案病情到秋季应该得以缓解，为何不仅没有缓解，反而加剧？

笔者以为是秋季的收敛之气导致痰湿火邪之内郁进一步加重的缘故。

卢某，女，62 岁。1988 年 8 月 8 日，初诊：

心悸，头晕，脉弦无力，舌胖，苔水滑。证属水气凌心之证。

桂枝 12g	茯苓 30g	白术 10g	泽泻 15g
太子参 15g	炙草 9g		

7 剂。

1988 年 8 月 15 日，二诊：

服药诸症皆有好转。仍主补心降冲逆之法。

桂枝 12g	太子参 15g	麦冬 15g	茯苓 20g
白术 10g	炙甘草 10g	五味子 9g	

7 剂。

【笺疏】本案病例的临床表现很典型，属于水气上冲、水气凌心之证。师父对这种类型病证的诊断，正是以舌胖、苔水滑为依据，一锤定音。水气凌心则心悸，水气上冲于头则眩。弦乃阴脉；弦而无力说明气虚。故处方用苓桂术甘汤为基本方，加泽泻，以成《金匮要略》治疗"心下有支饮，其人苦冒眩"的泽泻汤；该方的药物组成只有泽泻、白术二味药，且泽泻的用量大于白术。另加太子参以益气补虚。

二诊时诸症好转。效不更方，故仍用补心阳、降冲逆方法，方用苓桂术甘汤，合生脉饮益气养阴。之所以合生脉饮，我揣度此时见到些许的阴伤干燥之象，如患者诉口干、咽干等。

赵某，女，37 岁。住顺义张营。1987 年 11 月 2 日诊，初诊：

心悸、咳喘 20 余年，胸满闷，气短，纳呆，白带多，经期尚调，大便如常。西医诊断为肺气肿。

苏子 10g	陈皮 10g	半夏 10g	肉桂 3g
前胡 10g	厚朴 10g	沉香 6g	当归 10g
通草 6g	茵陈 10g	薏米 10g	茯苓 12g
杏仁 6g	苍术 6g	太子参 10g	

6 剂，水煎服。

1987 年 11 月 16 日，二诊：

心慌，胸闷，喘息，证情同前。苔水滑，痰白。白带减少。

桂枝 12g	茯苓 30g	白术 10g	炙草 10g
干姜 3g	半夏 12g	五味子 3g	细辛 2g
杏仁 10g			

6 剂，水煎服。

1987 年 11 月 23 日，三诊：

喘息胸闷略减，仍心悸，痰不多，纳不香。

茯苓 20g	太子参 15g	炙草 12g	五味子 6g
白术 10g	龙牡各 15g	桂枝 9g	麦冬 10g
沙参 12g			

6 剂，水煎服。

1987 年 11 月 30 日，四诊：

胸闷喘息减，仍心慌，梦多，大便调。

| 炙甘草 12g | 太子参 16g | 麦冬 15g | 五味子 10g |
| 龙牡各 20g | 云苓 15g | 桂枝 6g | |

6 剂，水煎服。

【笺疏】本案病例既有心悸，又有咳喘。心悸属于心病，咳喘属于肺病。心病与血脉有关，肺病与气道有关。心肺同居上焦胸中，病变常相互影响，以致心肺同病。那么本案病例属于哪一种情况？首先，肺气肿的西医诊断对本案病例的辨证具有一定的参考意义。其次，本案病例的临床表现以气分病证为突出：咳、喘、胸满闷、气短、纳呆、白带多。由此可以断定病位在肺。肺主气，司呼吸。痰阻气道，呼吸不利，即可导致咳嗽、喘息、胸闷、气短等。心肺气血相关；心主血脉，肺为相傅。肺气受阻，心脏承压，于是心脏搏动随之加强，这样便会出现心悸。月经尚调，说明血分无病，病变只在气分。故治之当化痰除湿，理肺顺气，用治喘经典名方苏子降气汤为基础方。苏子降气汤在本套丛书"霍星案"已有论述。该方的药物组成为苏子、陈皮、半夏、前胡、厚朴、当归、肉桂、甘草、生姜，或再入沉香以加强降气之力。本案处方之所以不用甘草，大概是考虑到本案病例湿气很重，去甘草以避免甘缓增湿。另加薏苡仁、杏仁、通草、苍术、茯苓、茵陈化痰祛湿，加太子参益气。

二诊时虽然心慌、胸闷、喘息未见明显减轻，但白带减少，可见湿邪已经减少。痰色白，舌苔水滑，显示寒饮阻塞气道。故原则上仍守前法，转方用苓桂术甘汤加半夏、细辛、干姜、五味子、杏仁散寒化饮，升降肺气。姜、夏、辛、味为经方治疗呼吸道寒饮的最常用对药。

三诊喘息、胸闷略减，仍有心悸，痰量减少，纳谷不馨。20年宿疾，服药12剂，业已见效。效不易法，仍用苓桂术甘汤温化痰饮，加太子参、麦冬、五味子、沙参益气养阴。处方用太子参、沙参，而不用党参，可能是观察到经过温化痰饮治疗十二天以后，病证略显燥热之象。也可能是参考首诊时即见有些许湿热之象，故首诊处方用了茵陈。三诊处方另加煅龙牡，既能收敛肺气而治咳喘，又能镇静宁心而止心悸。患者纳谷不馨，故处方药味宜简不宜多。

四诊时胸闷、喘息俱减，但仍有心慌，梦多。故仍守前法，用苓桂味甘汤加太子参，是合生脉饮之意。仍加龙牡，不仅是为了敛肺而治咳喘，宁心而止心悸，还有安神促眠的考虑。

韩某，女，48岁。1987年12月7日，初诊：

心悸心慌，燥热汗出，脘痞。脉弦。营卫不和。

柴胡 12g	桂枝 10g	白芍 10g	黄芩 6g
生姜 10g	半夏 10g	党参 6g	炙草 6g
大枣 7枚	枳实 6g		

6剂。

【笺疏】心悸与心慌有所区别。悸，跳动。患者无故而感觉心脏跳动谓心悸。心慌则是患者感到心脏不稳、晃荡、不踏实，并不同于心脏跳动的那种感觉。燥热汗出是虚热外发的表现；患者为48岁女性，这在大多数情况下见肝肾精血不足，阴虚生内热的状态。对于这样的病证，笔者如今多用逍遥散或加味逍遥散治疗。由于患者以心悸、心慌为主诉，笔者常常还会加煅龙骨、牡蛎，既是为了重镇定悸，也为了收涩止汗。当然笔者也有可能应用柴胡加龙骨牡蛎汤。本案处方用的是治疗太阳、少阳两郁的柴胡桂枝汤，师父只说其证"营卫不和"，其实还有少阳气郁的病机没有用文字指出。外有营卫不和，笔者揣度本案病例不仅有汗出，可能还有恶风、喜暖、手不温等症状。内有少阳气郁，故见胃脘痞满。为了加强行气消痞的功能，师父于柴胡桂枝汤另增用一味枳实。

杨某，女，77岁。1987年8月31日，初诊：

心悸，胸膈满闷，夜寐不宁，阵阵烦躁；纳谷不香，头窜痛，大便干，一周一行。舌质绛，苔剥落，脉弦略数。心肝火动。

玄参 10g	麦冬 30g	生地 10g	丹参 10g
沙参 12g	黄连 3g	大黄 2g	龙胆草 6g

菊花 10g	蒺藜 10g	夏枯草 10g	白芍 30g
甘草 10g	石决明 30g		

6 剂。

1987 年 10 月 12 日，二诊：

心悸、胸闷好转，二便调，仍有头晕、眼花，时有失眠。脉弦而数，舌红绛。

黄连 6g	黄芩 3g	白芍 10g	阿胶 10g^{烊化}
鸡子黄 2 枚			

6 剂。

1988 年 1 月 25 日，三诊：

心悸，胸闷，便干，失眠。

鳖甲 15g	牡蛎 15g	龟甲 15g	炙草 10g
麦冬 30g	生地 10g	白芍 12g	火麻仁 10g
太子参 10g			

6 剂。

【笺疏】本案病例见心悸，寐不宁，烦躁，大便干，且 1 周 1 行，舌绛，苔剥落，脉弦略数，阴虚火旺的表现十分明显。心悸、寐差、烦躁为火邪扰心，头窜痛为肝火特征，故原案曰"心肝火动"。由此而论，胸膈满闷亦当为心肝火扰所致。故治宜滋阴清火，安神平肝。处方用玄参、麦冬、生地黄、沙参、白芍、甘草、丹参滋阴养血，用黄连、大黄、龙胆草、菊花、蒺藜、夏枯草、石决明清泻心肝之火而平肝息风。二诊心悸、胸闷好转，二便调，但仍有头晕、眼花，时有失眠，其脉弦而数，舌红绛。故仍守初诊滋阴清火、宁心安神方法，但既然病已减轻，所以药亦随之减少，转方用泻南补北、交通心肾的黄连阿胶汤。三诊时似乎病情无有明显变化，犹有心悸、胸闷、便干、失眠，需要加大其力，故转方用三甲复脉汤滋阴清热、平肝息风、养心安神。

何某，女，27 岁。1987 年 1 月 5 日，初诊：

心悸、乏力月余，月经先后无定期，量不多，泛酸，欲呕，白带正常，末次月经 1986 年 12 月 3 日。

太子参 15g	云苓 30g	白术 10g	炙草 10g
桂枝 10g	半夏 10g	陈皮 10g	

6 剂。

【笺疏】本案病例以心悸为主诉。心悸的常见病机有水气、痰饮、火扰、瘀血、心脏气血阴阳虚弱等。乏力并非一个具有特殊鉴别诊断价值的症状。反酸、欲呕，此反映胃失和降。月经先后不定期，量少，这说明气血虚弱可能。观处方用苓桂术甘汤加太子参益气，加二陈降逆和胃止呕，则知师父判断其心悸为水饮上冲所致，故其临床表现应当还见有舌苔白润或白滑、舌淡红、舌体胖大有齿痕、面无热、面色不华、手与尺肤清凉等阳虚有寒的表现，不必悉具；患者的整体身体状态应该是偏于虚弱，精气神不足，脉少力，或见大便不实、大便次数多的脾虚现象。太子参用量为15g，说明师父判断其人心脾气虚比较突出。

本案月经先后不定期，量少，此反映身体气血不足。处方含健脾益气的四君子汤，可以培补脾土，以丰富气血生化之源。之所以不用归、地、芍等补血之品，这是因为补血药偏于阴柔，而本证阳虚有水饮，心脾两虚，暂时不宜用阴柔之品。

刘某，女，74岁，住火神营。1989年4月10日，初诊：
心悸，胸满，头晕。脉沉无力。舌质淡嫩。心阳虚而血液不运。

茯苓 30g	炙草 10g	丹参 12g	太子参 12g
桂枝 10g	白术 10g	沙参 10g	厚朴 12g

7剂。
1989年4月17日，二诊：
头晕经治见轻。

桂枝 12g	茯苓 30g	丹参 14g	沙参 12g
白术 10g	炙草 10g	太子参 15g	

7剂。

【笺疏】本案以心悸、胸闷、头晕为主诉，其脉沉无力，舌质淡嫩，这很明确的是心阳不足之证。心主血脉；心阳不足，则不能有效推动血液循环。同时心阳不足则不能镇伏下焦水寒之气，于是会出现水气上冲。水气上冲于心胸则心悸、胸闷，水气上冲于头则头晕。故处方用治疗水气上冲的主方苓桂术甘汤，再加丹参、沙参、太子参益气，活血。这就是师父的苓桂三参汤。我注意到人们关于师父的苓桂三参汤有不同的版本，有版本说三参指的是党参、太子参、丹参，有版本说三参指的是党参、丹参、沙参。本案用的是丹参、太子参、沙参。苓桂术甘汤加丹参活血化瘀，这是考虑到本案文字所说的情况："心阳虚而血液不运。"桂枝甘草温补心阳而通血脉，加丹参活血，则血液循环会更好。加太子参补益心气；太子参较党参更加平和。加沙参益气养阴润燥，这是考虑到桂枝一物毕竟稍有温燥之嫌。

师父"苓桂三参汤"的三参到底是指哪三参？他的应用是灵活的，根据具体病例病情的不同再确定，可以在党参、丹参、沙参、太子参、人参五味药物中任选一种组合。

杨某，女，41岁，住回民营。1989年3月13日，初诊：

心悸，胸满，有时烦躁。脉沉弦。

茯苓 30g	桂枝 10g	白术 10g	炙草 10g
龙骨 30g	牡蛎 30g		

7剂。

1989年3月20日，二诊：

药后见效，上方续服。

7剂。

1989年3月28日，三诊：

心悸，生气则重。近二日两侧头痛，喜叹息，二便尚可。舌淡苔水滑。脉沉弦。

上方加白芍10g、生姜10g、大枣7枚。

7剂。

【笺疏】本案病例心悸与胸闷并见，同时见有烦躁，则肝郁气滞、郁热扰神的可能性很大。如果是这样，则当用丹栀逍遥散一类的药方疏肝理气而除胸闷，清热泻火而除烦躁，宁心止悸。而本案处方用的却是苓桂术甘汤加龙、牡。师父用苓桂术甘汤治疗的病证多为水气上冲，其时一个关键的用药指征是舌体胖大，舌苔水滑，而本次病历未见这样的舌象，那么用苓桂术甘汤的依据是什么？其实我们从第三诊可以见到"舌淡、苔水滑"的记录。由此可以推知初诊时应该见有舌淡、苔水滑，这被写病历的学生疏忽了，或者说是漏记了。心悸，胸闷，烦躁，舌淡，苔水滑，显示为心阳不足、水气上冲之证。水气凌心则心悸、胸闷，脉沉、脉弦皆是水饮常见的脉象。烦躁并非热扰，而是心阳不足的表现。处方用苓桂术甘汤温阳消饮，降逆平冲。加龙骨、牡蛎以镇静除烦，宁心止悸。须知烦躁并非皆由于热扰，心阳虚衰亦可见烦躁。如《伤寒论》桂枝甘草龙骨牡蛎汤证可见烦躁，桂枝去芍药加牡蛎龙骨救逆汤不仅可见烦躁，甚至可见惊狂，卧起不安。

初诊辨证准确，用药精当，故收效明显。效不更方，二诊续处 7 剂。三诊时患者诉因为生气而心悸加重。生气恼怒是主要诱因，这高度提示在水气上冲以外，肝气横逆也是本案心悸、胸闷的基本病机。故三诊处方在上方的基础上加白芍柔肝，以缓肝气之急。另加生姜、大枣，以用桂枝加龙骨牡蛎汤之意，亦成桂枝加茯苓白术汤之实。我们都知道桂枝汤外证得之可以调和营卫，能治太阳中风表虚证，以及营卫不和自汗。内证得之可以调和脾胃，能治脾胃不和的腹痛，以及脾胃不足的虚劳。其实桂枝汤还能平肝柔肝，能治肝气横逆所致的各种病证。桂枝能降肝气之逆，芍药能缓肝气之急。桂枝合龙骨、牡蛎，更能重镇潜阳；桂枝汤加茯苓、白术，又可利水化饮。

赵某，女，42 岁。1987 年 3 月 1 日，初诊：

心悸。夜寐不安，手麻，胸脘胀满不舒，大便溏，经带量偏多。血压 170/110mmHg。

| 茯苓 30g | 白术 12g | 桂枝 10g | 太子参 15g |
| 炙草 12g | 龙骨 20g先煎 | 牡蛎 20g先煎 | 干姜 3g |

6 剂。

1987 年 3 月 9 日，二诊：

心悸、手麻诸证渐减，大便已调，白带已少。

| 茯苓 30g | 桂枝 12g | 五味子 6g | 炙草 10g |
| 白术 12g | 太子参 12g | 煅牡蛎 20g先煎 | |

6 剂。

【笺疏】本案病例具有明显的水湿特征：大便溏，带下量多，胸脘胀满不舒。病历中未记录舌脉，依据处方推测当为舌白、脉弦。170/110mmHg 的血压也反映其脉弦实。所以本案病例的心悸为水气上冲所致。心神受扰，故夜不安寐。手麻者，水湿阻络也。故处方用师父治水气上冲的最常用方苓桂术甘汤，加太子参益气，加干姜少许散寒，加龙骨、牡蛎重镇定悸，安神助眠。龙、牡还有收涩止带功能。龙、牡虽然未注明是否煅制，但师父大抵都是遵循张仲景之法，用煅龙、牡。龙、牡在煅制之后，功能成分的溶出率增高，且收涩之性增强。

药后心悸、手麻诸症渐减，大便调，白带减。效不更方，守方进退，加五味子配合太子参益气养阴，以治气短、少气。去龙骨，留牡蛎，这是因为心悸、寐差、带下俱已减轻，病减者药亦随减。

于某，女，67 岁。1987 年 11 月 23 日，初诊：

心悸 3 月余。伴头晕、喜呕，善太息，阵阵心烦急躁，失眠。脉沉滑，苔略腻。

黄连 9g	半夏 15g	生姜 12g	竹茹 15g
茯苓 30g	陈皮 10g	枳实 10g	炙草 6g
龙牡各 20g	柴胡 10g	黄芩 4g	

6 剂。

1987 年 11 月 30 日，二诊：

药后心悸、头晕、睡眠诸症减轻，血压偏高。

上方加栀子 6g、夏枯草 12g。

6 剂。

1987 年 12 月 7 日，三诊：

头晕已止，心悸进一步减轻。眠不实。

黄连 9g	半夏 12g	生姜 12g	竹茹 12g
枳实 10g	陈皮 10g	云苓 20g	甘草 3g
茵陈 10g	生石膏 5g		

6 剂。

1989 年 12 月 14 日，四诊：

头不晕，眠亦宁。血压 160/90mmHg。

黄连 9g	竹茹 15g	枳实 10g	半夏 12g
陈皮 10g	云苓 20g	甘草 3g	生姜 10g
夏枯草 12g	决明子 10g	黄芩 3g	

6 剂。

1987 年 12 月 21 日，五诊：

晕呕诸症减，昨日右侧偏头痛，血压 170/100mmHg。

菊花 10g	蒺藜 10g	龙胆草 10g	夏枯草 10g
葛根 10g	坤草 15g	牛膝 12g	珍珠母 30g[先煎]
白芍 20g	半夏 10g	竹茹 10g	

6 剂。

【笺疏】本案病例的主诉亦为心悸。一阵阵心烦急躁、失眠，加上善太息，这显示郁热扰神。脉滑，苔略腻，加上喜呕，这反映痰邪为患。故知其心悸、头晕皆由痰热引起，患者当为形气俱实之人。于是处方用柴芩温胆汤、芩连温胆汤合方化裁。柴胡疏肝解郁，运转枢机，芩、连清热，除烦安神。加煅龙、牡重镇定悸，镇静除烦，安神助眠。在此需要对本处方中的黄连、黄芩用量做一些说明。张仲景芩连同用时，多数药方都是黄芩的用量大于黄连，或芩、连用量相等，唯独黄连阿胶汤中的黄连用量大于黄芩。这提示黄连清热安神的功能更优，或者说如果是为了清热安神的目的，那就应该适当重用黄连。本案初诊处方用黄连9g，而黄芩仅用4g，反映出的就是这样一种思想。

初诊辨证准确，用药思路清晰，使用经典名方，故药后心悸、头晕、睡眠诸症减轻。唯有血压偏高，故二诊处方加栀子、夏枯草清泻肝热，疏泄肝风。这是师父治疗由肝火所致高血压常用的方法。

三诊时头晕已除，心悸进一步减轻，唯睡眠不实，故回头再用黄连温胆汤法。温胆汤善治痰邪阻碍卫气入阴导致的失眠，其疗效是肯定的。三诊处方用温胆汤加黄连，且另加茵陈、生石膏，目的是清热宁心，以保证安神助眠的效果。四诊时头不晕，睡眠安，唯血压仍高，于是仍守上方，用黄连温胆汤加黄芩、夏枯草、决明子清肝平肝，疏风降压。五诊时血压不唯未降，反而较四诊时更高，右侧偏头疼痛。此当为肝气上逆所致，故治疗的重点应当是息风降压，重镇潜阳，清火平肝。于是转方用夏枯草、龙胆草、益母草三草降压汤，加菊花、白蒺藜、葛根疏肝祛风，加珍珠母重镇潜阳，加白芍酸收柔肝，加牛膝引气血下行，仍用半夏、竹茹化痰。

心脏病

刘某，女，60岁。1988年2月9日，初诊：

冠心病五年，最近睡眠困难，恶心，手麻木。

茵陈 12g	通草 10g	菖蒲 10g	滑石 10g
薏米 12g	射干 10g	大贝 10g	郁金 10g
丹参 10g	香附 10g	竹叶 10g	竹茹 10g
芦根 10g			

12剂。

苏合香丸2丸，每日服1丸，夜间服。

1988年2月22日，二诊：

服药症见好转，恶心愈，舌黄腻。

栀子 10g	滑石 12g^{包煎}	通草 10g	杏仁 10g
薏米 20g	丹参 12g	冬瓜仁 15g	芦根 12g
半夏 12g	射干 10g	竹茹叶各 10g	桃仁 10g
菖蒲 10g	厚朴 10g	茵陈 12g	白蔻仁 10g

7剂。

苏合香丸1丸，每晚服半丸。

【笺疏】观本案处方用甘露消毒丹为基本方，另加丹参、郁金、香附等理气活血药以治冠心病，可知初诊时应该见有舌苔厚腻。舌苔厚腻是师父用甘露消毒丹的最重要指标。故其恶心、手麻木、眠差皆被认为是由痰湿热阻碍所致。加芦根、竹茹、竹叶是为了增强甘露消毒丹祛除痰湿热邪的力量。用苏合香丸芳香宣散，通络开窍，以治痰浊阻窍的病变。处方思想十分明确，用"宣散开通"四个字可以概括。二诊病情缓解，守初诊方法进退，变化少数药味，以避免身体对药物反应敏感性下降。芦根、冬瓜仁、桃仁三物应该来自经方苇茎汤。

苏合香丸是一个传统老药，其主要药物成分为苏合香、安息香、冰片、羚羊角、麝香、檀香、沉香、丁香、香附、木香、乳香、荜茇、白术、诃子肉、朱砂等，其主要功能是芳香开窍，行气止痛，主治痰迷心窍、痰瘀阻络所致的各种病证，如痰厥昏迷、中风偏瘫、肢体不利、心腹疼痛、中暑、中恶等。当代基于传统的苏合香丸，开发出治疗冠心病的冠心苏合丸，专治寒凝气滞、心脉不通所引起的冠心病。本案用苏合香丸，也符合宣散开通思想。之所以安排在夜晚服苏合香丸，是因为夜间属阴，气血被抑郁的危险更大，更需要宣散开通。二诊病情已经缓解，故改为每次服半丸。

孙某，女，56岁。1987年12月7日，初诊：

心悸年余。一年来心悸心慌，口干夜甚，肝区时隐痛，二便调。1987年11月7日报告肝功、血糖异常。西医诊断：冠心病，糖尿病，肝炎，高血压。

炙甘草 10g	麦冬 30g	生地 10g	白芍 15g
龟板 12g	鳖甲 12g	牡蛎 30g	花粉 10g
太子参 15g	茵陈 10g		

6剂，水煎服。

1987年12月14日，二诊：

心悸，肋胀痛等症状略减。近日颜面肢肿，乏力，大便溏薄。

柴胡 12g	黄芩 6g	茵陈 12g	凤尾草 12g
大腹皮 10g	茯苓 30g	泽泻 15g	通草 10g
牡蛎 12g	枳壳 9g	枇杷叶 9g	

6剂。

1987年12月21日，三诊：

颜面肿胀已退，肋仍胀痛，大便溏薄，晨起即泻。

| 柴胡 12g | 黄芩 9g | 桂枝 10g | 干姜 6g |
| 牡蛎 20g | 花粉 12g | 炙草 6g | 云苓 30g |

6剂。

1988年1月4日，四诊：

大便已调，颜面又见轻微肿胀，溲少，血压 170/110mmHg。

丹皮 10g	白芍 20g	麦冬 15g	鳖甲 10g
牡蛎 30g	玄参 10g	龙牡各 15g	夏枯草 12g
竹茹 12g	枳壳 9g	大腹皮 10g	蒺藜 10g
菊花 10g	甘草 6g		

6剂。

【笺疏】本案患者以心悸为主诉就诊，西医诊断为冠心病。心悸有虚实。患者口干夜甚，是阴虚特征。故心悸为阴血不足，血不养心所致。肝区时作隐痛，反映肝阴不足、肝络不舒。高血压多为阴虚肝旺，糖尿病多为肝肾阴虚。将这些信息综合起来，可以辨证为肝肾阴虚。故处方用吴鞠通《温病条辨》三甲复脉汤为基本方，滋补肝肾，平肝潜阳。加太子参益气，加茵陈蒿清肝。重用牡蛎，不仅能平肝息风，还可镇静止悸。去阿胶、麻仁者，不欲过于滋腻润下。从二诊记录的"颜面肢肿、乏力、大便溏薄"看来，如此减味是很有必要的。加用太子参者，是为了配合炙甘草补益心气，重回张仲景炙甘草汤用参、草治疗心动悸、脉结代的方法上来。

二诊心悸、肋胀痛等症状略减。然出现颜面和手足浮肿、乏力、大便溏薄。这是水湿的表现，不宜再用滋阴方法，应当清利湿热。古代医家早就指出有一种湿热颇似阴虚。二诊处方以师父的柴胡解毒汤为基本方。柴胡解毒汤的药味是柴胡、黄芩、茵陈、甘草、凤尾草、土茯苓、草河车。去甘草，因为有水肿。去土茯苓、草河车，不欲药剂太凉。加茯苓、泽泻、大腹皮、通草、牡蛎利尿消肿。加枳壳理气；行水当同时行气。加枇杷叶宣肺，以患者头面浮肿，而肺为水之上源。

药后颜面肢体肿胀消退。仍胁肋胀痛，大便溏薄，晨起即泻。肝胆之热犹在，脾阳不足已显，上热下寒，故用经方，治疗少阳郁热、太阴脾寒的柴胡桂枝干姜汤，加茯苓健脾利水以治之。患者服药 6 剂，大便转为正常，然颜面又见轻微肿胀，溲少，且血压居高不下。肝胆阳热又成为主要病变，而水饮是次要病变，故又转到初诊治疗方向，镇肝息风，滋养肝肾，兼去水饮。

金某，女，57 岁。1989 年 4 月 10 日，初诊：

风湿性心脏病，胃脘痞满，小溲不利，足趾抽搐。证为气血双虚而湿热下注之象。

当归 14g	防己 12g	羌活 3g	黄芩 4g
茵陈 12g	木通 10g	党参 6g	甘草 6g
茯苓 30g	车前子 9g	升麻 2g	苦参 10g
泽泻 15g	猪苓 15g	知母 10g	苍术 10g
葛根 10g			

7 剂。

1989 年 4 月 17 日，二诊：

舌淡红嫩，苔腻。

胃苓汤

7 剂。

1989 年 4 月 24 日，三诊：

脘胀，口苦，便干，腿肿消。

小柴胡汤原方

7 剂。

【笺疏】本案病例以胃脘痞满为主诉，也告诉医生患有风湿性心脏病。风湿性心脏病用中医药方法怎么治？还是要依据就诊时的主要临床问题来做决定。胃脘痞满就是张仲景著作中说的心下痞。心下痞的病机有多种。本案小便不利，这提示其心下痞的病机是水湿内停。足趾抽搐也常由湿邪引起，它可以支持水湿内停的判断。师父判断为"气血双虚而湿热下注"，气血双虚的依据，以及夹有热邪的依据从本案记录的文字无法看出。病位在于中焦，亦在于下肢，故处方用治疗气血双虚而湿热下注的当归拈痛汤为基本方，既能去心下湿热而消痞满，亦能去足部湿热而止抽搐。处方在用量上有几处刻意之举：茯苓用 30g，是因为小便不利。升麻 2g，羌活 3g，用量很小，是考虑到病位在于中、下，而羌活、升麻具有升提之力，所以其用量不宜大。毕竟心下痞满，故党参、甘草两味补气药的用量也不大。当归拈痛汤原方苍术、白术同用，这里只用苍术，不用白术，应该是考虑到白术稍有壅满之嫌。

二诊转方用胃苓汤，即平胃散与五苓散合方，利尿除湿，与初诊的治疗方向一致。平胃散能除胃家湿气，主治脘腹胀满。五苓散在《伤寒论》亦用于消痞。我们知道，风湿性心脏病主要是心脏瓣膜病变，多有循环障碍。不排除心下痞、脚趾症状与心脏循环障碍有关。无论是当归拈痛汤，还是胃苓汤，利尿消痞，这就可以减轻心脏负荷，对于心脏也是有利的。

三诊仍有胃脘胀满，腿肿已消（由此可知在初诊、二诊时，是有腿肿症状的）。大便干的出现或与连续两周利尿除湿的治疗有关。此时转方用小柴胡汤原方，理由有三：其一，口苦说明存在少阳郁热，小柴胡汤能疏泄清泻少阳郁热。其二，小柴胡汤疏泄少阳，运转枢机，由此可以推动中焦气机，消除痞满。其三，小柴胡汤疏泄少阳、运转枢机，也能产生如《伤寒论》所说的"上焦得通，津液得下，胃气因和"、大便得通的效果。

肝　炎

马某，男，32 岁，北京人。1989 年 7 月 31 日，初诊：

乙型肝炎，肝功异常，小便黄，心胸憋闷。脉弦舌腻。肝经湿热凝滞而使气机不畅。

柴胡解毒汤加香附 10g、郁金 10g。

7 剂。

【笺疏】20 世纪八九十年代乙肝流行，染病者甚多，且人们对乙肝极其恐惧，往往谈乙肝色变，或忌讳谈论乙肝。刘老的门诊患者，我粗略估计大约 30% 的病例为乙肝病毒感染。在长期的临床实践中，他认识到乙肝病毒感染多数属于肝脏湿热，治之宜清热祛湿解毒。他创制了治疗乙型肝炎病毒感染的方剂柴胡解毒汤、柴胡活络汤等方。本案病例为乙型肝炎，肝功异常，尿黄，胸闷，脉弦，苔腻，其湿热特征是明显的，明确的。故刘老断曰"肝经湿热凝滞而使气机不畅"。肝主疏泄，湿热阻滞，一定会导致其气机不畅。处方用柴胡解毒汤清利肝经湿热、疏肝理气。柴胡解毒汤的基本药味为柴胡、黄芩、茵陈、甘草、凤尾草、土茯苓、草河车。草河车为蚤休的别名，又名重楼，又名七叶一枝花，为足厥阴肝经药，能清利肝胆湿热，清热解毒。凤尾草、土茯苓亦能清热除湿，凉血解毒。肝藏血，肝脏湿热或轻或重都会出现血热，故用此三物正为合适。一说柴胡解毒汤还有当归、白芍两味药。其实若有当归、白芍二味血分药，师父即名之曰"柴胡活络汤"。络者，血络也，亦即我们今日通常所说的微血管。中医古有"久病入络"之说，其中的"络"字指的就是微血管。当今学界有所谓"络病学说"，络病指的也是微血管病，特别是微血管凝血、堵塞。或许经络学说里面的浮络、孙络都相当于微血管。急性期肝炎，或慢性肝炎活动期，都以湿热为主，病在气分，师父称之为"气分肝炎"，用柴胡解毒汤时，无须用归、芍。慢性肝炎过程中，由于久病入络的规律，微血管堵塞、缺血成为明显的病变，此时即需要用归、芍活血、养血。本案处方在柴胡解毒汤的基础上，另加香附、郁金理气通络。香附、郁金是师父治疗肝胆病变气滞血瘀时十分喜欢应用的一个对药。

闫某，女，15 岁。1988 年 5 月 2 日，初诊：

肝炎，澳抗阳性（1∶64）。不欲饮食，头晕，体疲，尿黄，带下多。湿热伤肝，肝不疏泄。

柴胡 12g	黄芩 10g	栀子 9g	茵陈 15g
凤尾草 15g	土茯苓 15g	草河车 12g	苍术 9g
黄柏 6g	车前子 10g	半枝莲 12g	

12 剂。

1988 年 5 月 16 日，二诊：

上方加白芍 12g。

7 剂。

1988 年 5 月 23 日，三诊：

柴胡 12g	黄芩 6g	茵陈 12g	凤尾草 12g
川楝 10g	延胡 10g	片姜黄 10g	神曲 10g
苍术 9g	厚朴 12g	莱菔子 6g	

6 剂。

【笺疏】乙型肝炎在中医看来多属于肝脏湿热，加之尿黄，带下多，以及不欲饮食，身体疲倦，所以本案病例干燥湿热的特征十分明显。故师父断曰"湿热伤肝，肝不疏泄"。处方用柴胡解毒汤合二妙散（苍术、黄柏），再加车前子、半枝莲，以加强清热除湿药力。二诊时更加白芍活血养血，柔肝理肝。三诊处方仍以柴胡解毒汤为基础方，适当减少清热利湿药味，增加理气活血之品，合金铃子散，加片姜黄理气活血，通络止痛。加神曲、苍术、厚朴、莱菔子理气化湿。如此一来，三诊处方对湿邪的处理便由初诊、二诊的苦寒清热祛湿法，转变为辛温芳化祛湿法。可以理解为三诊时虽然犹有湿邪，但热象应该不重，其临床表现重在胁肋胀痛，且头晕、体疲等脾虚相关症状比较明显，故处方有相应变化。

李某，男，32 岁，住十里堡。1988 年 8 月 29 日诊，初诊：

肝区疼痛五六年，肝功异常。近日化验谷丙转氨酶：244 单位，余项正常。纳可，二便调，目黄，胃胀痛。脉弦，苔薄白。肝胃不和。

柴胡 15g	黄芩 9g	茵陈 15g	凤尾草 15g
苍术 10g	厚朴 12g	生姜 12g	草河车 12g
半夏 12g	木香 6g	陈皮 10g	川楝子 10g
元胡 10g	片姜黄 12g		

7剂。

1988年10月17日，二诊：

谷丙转氨酶395单位。肝区不适。

柴胡 15g	半夏 12g	茵陈 15g	草河车 15g
黄芩 10g	生姜 12g	凤尾草 15g	土茯苓 15g
石见穿 10g	半枝莲 12g	党参 10g	炙草 6g
片姜黄 12g	苍术 6g		

7剂。

1988年10月24日，三诊：

肝区不适，饮食尚可，二便正常。舌苔薄白，脉偏沉。

柴胡 12g	半夏 12g	党参 9g	茵陈 15g
草河车 12g	黄芩 9g	生姜 12g	炙草 9g
凤尾草 15g	土茯苓 12g	川楝 10g	延胡 10g
当归 10g	白芍 10g	片姜黄 12g	

7剂。

1988年11月14日，四诊：

经治诸症皆减，腿亦不酸。脉沉而弦，舌苔薄白。

柴胡 14g	半夏 12g	炙草 9g	茵陈 15g
草河车 12g	当归 10g	黄芩 6g	生姜 12g
党参 6g	凤尾草 15g	土茯苓 12g	白芍 10g

7剂。

1988年12月5日，五诊：

肝区时痛，饮食佳，二便调，头发晕，形似感冒。脉弦苔白。调和肝胆，兼和荣卫。

柴胡 14g	半夏 12g	桂枝 10g	炙草 6g
大枣 7枚	黄芩 10g	生姜 12g	白芍 10g
党参 6g			

12剂。

【笺疏】对于肝功能异常，转氨酶增高的病例，如果没有见到明显的寒气特征，无面色黄白不华、手足不温、恶寒喜暖、腹部凉而大便溏薄，或脉细缓少力等现象，刘老恒用柴胡解毒汤。本案病例肝炎属于湿热性质，同时存在胃脘疼痛等肝胃不和症状，故处方用柴胡解毒汤合平胃散、金铃子散，再加片姜黄，目的是清利湿热，解毒凉血，疏肝和胃。柴胡解毒汤降酶功能是十分肯定的，但二诊时谷丙转氨酶竟然高于初诊，不过请注意二诊发生在初诊一个多月以后，我们不知初诊之后患者服药多长时间，因此不能见二诊转氨酶增高即判断初诊处方无效。二诊处方仍用柴胡解毒汤，且用其全部药味，再合小柴胡汤原方去大枣。如此应用，有扶正补虚之意。此外还加用半枝莲、苍术、片姜黄、石见穿清热祛湿，活血通络。三诊处方仍守柴胡解毒汤合小柴胡汤原方去大枣，再合金铃子散，并加当归、白芍、片姜黄，在治疗湿热毒邪的同时，更着力于活血养血，通络止痛。四诊时诸症皆见减轻，脉沉而弦，舌苔薄白。病减药减，故守上方去金铃子散及片姜黄。五诊时患者状态较好，饮食佳，二便调，唯有肝区时痛。病历中的"形似感冒"四字说明患者就诊近日可能新感外邪，脉弦苔白，故师父转方用柴胡桂枝汤调和肝胆，兼和荣卫而祛外邪。

刘某，男，26岁，住顺义。1989年6月12日，初诊：

曾患肝炎，最近化验肝功已恢复正常。无明显自觉症状。脉弦，舌红。阴虚而肝络凝滞之候。

鳖甲 16g	生地 10g	沙参 12g	茜草 10g
土元 10g	牡蛎 30g	麦冬 15g	玉竹 12g
红花 10g	柴胡 4g	炙草 6g	

7剂。

1989年6月19日，二诊：

服药有效。

鳖甲 16g	龟板 12g	生地 10g	麦冬 15g
炙甘草 6g	白芍 12g	牡蛎 30g	北沙参 12g

7剂。

1989年7月3日，三诊：

肝区偶疼。舌偏红，脉弦。

上方续服7剂。

1989年7月24日，四诊：

舌红绛，脉弦。

柴胡鳖甲汤7剂。

【笺疏】本案病例有肝炎病史，目前肝功能正常，无明显自觉症状。察其脉弦，舌红，刘老辨证为"阴虚而肝络凝滞"，处方用刘老自制柴胡鳖甲汤（柴胡、鳖甲、牡蛎、玉竹、生地黄、麦冬、沙参、当归、白芍、土鳖虫、茜草）滋阴养肝，活血通络。肝藏血，主疏泄，所以肝病恒多气滞血瘀。慢性肝病必然伴有肝纤维化，无论在慢性肝病的哪一个阶段，都存在或轻或重的肝纤维化。北京中医药大学病理学教研室曾经就刘老柴胡鳖甲汤抗肝纤维化功能的课题进行过一系列实验研究；刘老的一位博士研究生，我的师弟赵软金也就此课题进行过实验研究。他们的研究结果都表明柴胡鳖甲汤具有抗肝纤维化作用。临床观察表明，慢性肝病最基本的病变是肝脏湿热，其发展有三个主要方向。其一是气滞血瘀，肝络阻塞；其二为肝脏阴血亏虚，进一步可能发展为阴虚血热；其三为肝气横逆乘土，导致脾虚，进一步导致水饮内停，发展为失代偿性肝硬化。当然，这三种方向也可能同时出现，混合存在，在不同的病例各有偏重。本案病例属于第二种发展方向。肝脏阴血亏虚的临床表现特征有手掌赤热、牙龈出血、脉细数、舌红或少苔无苔等。柴胡活络汤多用归芍养血活血，或可能去归芍不用。若大便难、硬，可以用归芍；若大便溏薄，可以不用归芍。方中的柴胡用量很小，这是因为柴胡毕竟为辛散之品，阴虚者恒忌发散。古人有"柴胡竭肝阴"之戒，刘老对这一观点持部分接受态度。

二诊时病情减轻，故仍守滋阴养肝、柔肝软坚之法。遵循病减药减的做法，适当减少初诊处方药味，用三甲及麦、地、沙参和芍药甘草汤滋阴软坚。三诊守方七剂，四诊回头仍用柴胡鳖甲汤。师父治疗肝硬化常用此法。

赵某，女，35 岁。1986 年 12 月 24 日，初诊：

肝炎。TTT：20 单位，GPT：333 单位，TFT：（+++），HBsAg 1∶64。背疼酸沉，纳尚可，足跟疼，小便黄，大便时干。月经量少，色黑稠，腹痛，末次月经 12 月 5 日，月经末期有黄带。

桑寄生 24g	金银藤 20g	板蓝根 12g	茵陈 10g
黄柏 12g	六一散 12g^{包煎}	竹茹 12g	焦楂 15g
当归 12g	丹参 15g	佩兰 10g	元胡 12g
焦曲 12g	川楝子 10g	郁金 10g	乌药 10g

6 剂，水煎服。

舒肝止痛丸，每次 1 袋，日服二次。

1987 年 1 月 7 日，二诊：

服前方症大减，疼痛已轻，纳谷正常。经水适来，少腹时痛，经色正常。原方加减。

桑寄生 24g	金银藤 20g	板蓝根 12g	茵陈 10g
黄柏 12g	六一散 12g^{包煎}	青竹茹 12g	焦楂 15g
当归 10g	延胡索 12g	川楝子 10g	郁金 10g
青皮 6g	丹参 15g	竹叶 12g	乌药 10g
焦曲 12g			

6 剂，水煎服。

舒肝止痛丸，每次 1 袋，日服二次。

1987 年 1 月 14 日，三诊：

近日外感，鼻塞，口干，咳嗽。溲黄，便干。

金银藤 20g	连翘 10g	芦根 15g	茅根 15g
薄荷 5g	白菊花 12g	荷叶 12g	石斛 18g
知柏各 12g	浙贝 12g	板蓝根 12g	杏仁 10g
杷叶 12g	竹茹 12g		

9 剂，水煎服。

1987 年 1 月 20 日，四诊：

症状如前。

桑寄生 24g	金银藤 20g	板蓝根 12g	茵陈 9g
黄柏 12g	六一散 12g^{包煎}	当归 10g	丹参 18g
川郁金 10g	元胡索 12g	焦楂 15g	焦曲 12g
竹茹 12g	乌药 10g	佩兰 10g	公英 12g

10 剂，水煎服。

舒肝止痛丸，每次 1 袋，日服二次。

1987 年 2 月 11 日，五诊：

服药症减，后背时而串痛。原方加减。

桑寄生 24g	金银藤 20g	茵陈 10g	知柏各 10g
乌药 10g	六一散 12g^{包煎}	川郁金 10g	元胡 12g
焦楂 15g	焦曲 12g	川楝子 10g	怀牛膝 10g
当归 10g	丹参 18g	竹茹 12g	冬瓜皮 15g
青皮 6g			

6 剂，水煎服。

1987 年 2 月 17 日，六诊：

慢性肝炎一年余，少腹胀痛，咽有物堵塞感，下肢及足跟痛，月经量少，纳少，食油腻则腹泻，眠差，后背酸痛，经量少，带黄，疲劳，舌苔白，脉沉弦。

柴胡 12g	黄芩 10g	茵陈 15g	凤尾草 15g
土茯苓 12g	草河车 10g	苍术 10g	云茯苓 30g
白术 10g	红花 10g	茜草 10g	坤草 12g

6 剂，水煎服。

1987 年 3 月 2 日，七诊：

上症均减，唯后背酸痛，口干，夜多梦，纳谷不甘。

柴胡 12g	黄芩 10g	茵陈 12g	凤尾草 12g
苍白术各 10g	土茯苓 15g	滑石 12g	寒水石 10g
草河车 10g	云茯苓 15g	桂枝 6g	生石英 10g

6 剂，水煎服。

1987 年 3 月 9 日，八诊：

上症均减。

生石膏 12g	滑石 15g	寒水石 10g	双花 10g
竹叶 10g	柴胡 12g	黄芩 6g	桂枝 9g
片姜黄 9g	茵陈 15g	云苓 15g	

6 剂，水煎服。

1987 年 3 月 16 日，九诊：

肝区刺痛，后背酸痛，口干，饮后仍干，足跟痛，便调，有少量黄带，咽有痰，咯咽不畅，眠梦多，少腹胀痛，入夜则痛甚。

| 白芍 20g | 枳实 10g | 川楝 9g | 元胡 9g |
| 香附 10g | 郁金 10g | 花粉 10g | |

6 剂，水煎服。

1987 年 3 月 23 日，十诊：

腹痛已止，口干，足跟痛，纳谷不香，肝区时痛，溲黄，咽有痰不易出。

牡蛎 30g^{后下}	丹皮 10g	白芍 15g	片姜黄 10g
茵陈 10g	浙贝 10g	川楝 6g	元胡 6g
花粉 10g	竹茹 10g	红花 6g	茜草 6g

12 剂，水煎服。

【笺疏】本案病例的主要病变为湿热夹毒，肝络郁阻：病毒性肝炎的病因多为湿热夹毒；各种反映肝脏功能的生化指标属于湿热毒邪伤肝病变。其背痛，足跟疼痛，月经量少且其色黑稠，腹痛，黄带，大便时干时溏，尿黄，凡此皆湿热与瘀血痹阻现象。故处方既用板蓝根、茵陈、黄柏、桑寄生、金银藤、六一散、佩兰、竹茹诸物，一方面清利湿热以消毒治肝，一方面清利湿热以蠲痹止痛，同时也用大队的活血理气之品，如金铃子散、当归、丹参、郁金、乌药、山楂，目的是通脉止痛。此外，处方还用成药疏肝止痛丸以加强疏肝理气、活络止痛的效果。

患者服药后症状大减。效不更方，故二诊守上方再处 6 剂。

三诊时患者新感外邪，鼻塞、口干、咳嗽、溲黄、便干。病在肺卫，属于风热上受，故用金银花、连翘、板蓝根、芦根、茅根、薄荷、菊花、荷叶宣散风热，清肺利尿，导邪热自小便出；用浙贝、枇杷叶、杏仁、竹茹化痰理肺；更用知柏、石斛滋阴清热，泻肺及肝肾湿热。北京四大名医之一孔伯华先生在治外感热证时常用知柏。此处方虽然治风热上受之新感，方中金银花、连翘、板蓝根及知柏等药也能清热解毒，以治肝病，故处药 9 剂。

四诊时风热上感症状基本消失，但是初诊、二诊时的湿热症状重又出现，故处方又回到初诊二诊处方，只对个别药味进行调整，仍合用丸药舒肝止痛。五诊时见症状减轻，故仍守前方，只调整个别药味。此次处方复用知、柏，我估计是见到下焦湿热的妇科症状。

六诊时考虑到慢性肝炎已经一年有余，临床见明显的湿热及瘀血症状，故转方用刘老自制柴胡解毒汤治肝，加红花、茜草、益母草活血，加二术、茯苓治下焦湿邪。前二诊之所以用知柏，其目的于此即清晰可见。此时虽见有咽喉异物感症状，然处方并未像平常那样合用半夏厚朴汤。究其道理，或者此时咽喉异物感症状并不严重，或者师父不欲添加药物以致处方杂乱。七诊时见患者服药后诸症均减，唯余后背酸痛、口干、夜多梦、纳谷不甘，故仍守柴胡解毒汤，并加用滑石、寒水石、生石膏，此为三石柴胡解毒汤。师父用三石柴胡解毒汤的重要指征为舌苔白厚腻。此次就诊病历未记载舌象，我认为应该属于漏记。舌苔白厚腻反映湿热浊邪盛于肝胆与胃，故患者纳谷不馨。处方之所以更加茯苓、桂枝化气利尿，是遵"治湿不利小便，非其治也"的道理，治湿必利小便也。桂、苓、三石，此用桂苓甘露饮之意。师父如此用药，多是因为见到口干、口渴症状。

八诊时诸症减轻，故仍守上法。遵病减药减的做法，去土茯苓、凤尾草，改用金银花、竹叶清热解毒，清利湿热，只用片姜黄一物理气活血。

九诊时血瘀、湿热所致诸症重现，肝区刺痛，后背酸痛，足跟痛，少腹胀痛且入夜痛甚，故处方用白芍、枳实、川楝、延胡索、香附、郁金、天花粉等活血理气，通络止痛。其中芍药、枳实是用四逆散之意；川楝、延胡索为疏肝理气活血的金铃子散，香附、郁金是师父疏肝理气活血的常用对药；天花粉既能润燥止渴，又能润燥活血。十诊时腹痛虽止，然仍有肝区疼痛，且咽中有痰不易咯出，口干，故用牡丹皮、芍药、片姜黄、金铃子散、红花、茜草活血通络，用贝母、竹茹化痰利咽，用牡蛎、天花粉生津治口干，用茵陈清利肝脏湿热，且治足跟疼痛。

纵观整个治疗过程，进退出入，增减变化，皆体现着"观其脉证、随证治之"的思路。

郭某，女，26岁，住平谷县。1989年4月10日，初诊：

乙型肝炎，肝区作痛，脾区隐隐作痛，嗳气，失眠，大便不成形，日二次。脉弦缓，舌苔白。太阴寒而肝胆热，此乃错杂之证，拟柴桂干姜法。

柴胡 14g	桂枝 10g	炙草 10g	牡蛎 30g
黄芩 9g	花粉 12g	干姜 10g	党参 10g

7剂，水煎服。

1989年4月24日，二诊：

舌尖红，苔白。夜寐梦多，目痛。用小柴胡汤。

柴胡 14g	黄芩 6g	炙草 10g	半夏 10g
党参 10g	大枣 5枚	生姜 10g	炮姜 6g

7剂，水煎服。

1989年5月8日，三诊：

丹栀逍遥散12剂，水煎服。

1989年5月29日，四诊：

24日查澳抗阳性，肝功各指标正常。齿龈出血，二便调。

枳壳 10g	紫菀 10g	桔梗 10g	白芍 12g
当归 12g	川芎 10g	川楝 10g	延胡 10g
南红花 6g	砂仁 6g	木香 6g	

7剂，水煎服。

禁生冷饮食。

1989年6月12日，四诊：

体疲，纳谷不馨，肝区作痛。脉沉滑，舌苔薄白。

柴胡 10g	炙草 10g	延胡 10g	鳖甲 15g
白芍 20g	白术 10g	枳壳 10g	丹皮 10g

| 当归 12g | 茯苓 12g | 牡蛎 30g | 白茅根 20g |
| 生地 6g | 沙参 10g | | |

7 剂，水煎服。

1989 年 6 月 26 日，五诊：

澳抗阳性，肝功各指标正常。

柴胡 12g	白芍 15g	鳖甲 16g	白茅根 30g
茜草 10g	片姜黄 12g	当归 12g	土元 10g
生地 10g	丹皮 10g	牡蛎 30g	

7 剂，水煎服。

1989 年 7 月 10 日，六诊：

口渴，五心烦热，舌质偏红，脉沉。

丹皮 10g	当归 10g	鳖甲 20g	茜草 10g
地骨皮 10g	白芍 15g	牡蛎 30g	花粉 12g
生地 10g	川芎 6g	土元 10g	麦冬 12g

7 剂，水煎服。

1989 年 7 月 24 日，七诊：

肝区时有不适，酸胀感。五心烦热。

柴胡鳖甲汤加川楝 10g、延胡 10g、枳壳 10g、桔梗 10g、紫菀 10g、片姜黄 10g。

7 剂，水煎服。

1989 年 8 月 7 日，八诊：

澳抗弱阳性。TTT：9 单位，GPT：152 单位。

丹皮 10g	白芍 15g	茵陈 15g	凤尾草 15g
草河车 10g	土茯苓 12g	柴胡 10g	川楝 10g
延胡 10g	片姜黄 12g	栀子 9g	茜草 10g
土元 10g	海螵蛸 16g	红花 3g	当归 10g
黄芩 6g			

7 剂，水煎服。

【笺疏】本案病例为肝炎，其两胁疼痛是肝病常见症状。嗳气，大便不成形、日再行，此是脾胃病症状。脉弦缓为肝脾同病脉象。肝病多热，然本例苔白，苔白者寒。故师父断曰："太阴寒而肝胆热，此乃（寒热）错杂之证。"对于肝病寒热错杂之证，师父恒用经方柴胡姜桂汤，他有时亦把此方称为"柴桂干姜汤"。

此方由小柴胡汤化裁而来；按照张仲景小柴胡汤的加减法，烦者去人参。本病例不仅无心烦，而且脾气不足的症状还比较突出，故还用党参。

服柴胡姜桂汤加党参 7 剂，脾寒去，胁痛止，然出现目痛。考虑到目痛可能与桂枝有关，故二诊不再用柴胡姜桂汤，改用小柴胡汤。桂枝有温中功能，所以在不用桂枝之后，相应地把黄芩的用量适当减少，以防黄芩苦寒伤脾。其实半夏辛温，也有一定的散寒温中功能。

三诊用丹栀逍遥散；逍遥散疏泄肝胆，健脾培土，与小柴胡汤异曲同工。加牡丹皮、栀子，以清肝胆热邪，所用依然是清上温下法。由于增用丹栀，可以师父在三诊时一定见肝胆郁热比较突出。本案由初诊用柴胡姜桂汤，到二诊去桂，然后到三诊加丹、栀而去姜、夏、党参，从寒温并用，到清主温次，最后到着力清热，师父的思路清晰可见。

四诊在用逍遥散法的基础上，增用滋阴鳖甲、生地黄、沙参等物，用牡蛎、鳖甲滋阴软坚，加白茅根清热凉血，加延胡索、枳壳理气活血而止疼痛。枳壳止胁痛的功能常被忽略，这是需要注意的一个问题。五诊、六诊继续用滋阴养肝、活血软肝之法。七诊以肝区不适，有酸胀感，故在用柴胡鳖甲汤滋阴养肝、活血软肝的同时，加金铃子散、桔梗、枳壳、紫菀、片姜黄活血通络，理气消胀。八诊时针对澳抗转弱阳性，然肝功能轻度异常，故转方用柴胡活络汤清肝解毒，活络化瘀，并加牡丹皮、栀子、片姜黄、海螵蛸、金铃子散清泻肝胆、活血化瘀。

黄某，女，25 岁。住顺义。1989 年 5 月 29 日，初诊：
肝病。舌红，薄白苔，脉弦细。肝阴虚，络脉瘀阻。
柴胡鳖甲汤 7 剂，水煎服。
1989 年 6 月 19 日，二诊：
服药虚热之象已减。阴分复虚，续进滋补。

龟板 15g	牡蛎 30g	丹皮 12g	当归 10g
炙草 6g	鳖甲 15g	白芍 12g	生地 12g
麦冬 15g			

12 剂。

1989 年 7 月 24 日，三诊：
服药见效，仍主养阴。

| 龟板 15g | 生地 12g | 太子参 15g | 鳖甲 20g |
| 麦冬 15g | 牡蛎 30g | 炙草 9g | 白芍 15g |

当归 10g

12 剂。

1989 年 8 月 14 日，四诊：

见效。

柴胡鳖甲汤 12 剂，水煎服。

【笺疏】对于慢性肝病而师父处以柴胡鳖甲汤的病例，其病一定见有肝脏阴血不足的表现，如舌红、苔少或无苔、脉细或细数、五心烦热、咽干口燥，或牙龈出血，或面赤手掌赤等。本案病例服柴胡鳖甲汤之后，其虚热现象虽然得以减轻，但是阴虚病变不可能在短时间内消失，故二诊时仍守滋阴养肝治法，用三甲复脉汤加牡丹皮清热凉血。三诊时见服药起效，故仍守养阴治法。或许此时兼见气虚现象，故师父于前方去丹皮，加太子参益气。之所以不加党参而加太子参，是因为党参温补之性胜于太子参；太子参的性质较为平和。

张某，男，29 岁。1987 年 12 月 14 日，初诊：

1982 年生病，诊断为肝炎。刻下两肋胀闷、窜痛，气上冲逆，牙龈出血，手心红，纳可，大便以不成形为多，尿时黄，腰酸，脉弦。

柴胡 12g	黄芩 10g	半夏 12g	生姜 12g
桂枝 10g	白芍 10g	炙草 6g	大枣 5 枚
牡蛎 20g先煎			

6 剂。

1987 年 12 月 21 日，二诊：

病证如上诊。

柴胡 14g	黄芩 9g	半夏 12g	生姜 12g
桂枝 12g	白芍 12g	炙草 9g	党参 6g
片姜黄 12g	牡蛎 30g	茵陈 12g	凤尾草 12g

10 剂。

【笺疏】慢性肝炎，两肋胀闷、窜痛，气上冲逆，脉弦，这些都是肝气郁滞、肝气走窜、肝络阻滞的表现，此属于师父所谓"肝气窜"。牙龈出血，手心红，尿黄，说明存在内热。大便多不成形，腰酸，说明同时存在水湿。既有郁热，又有水湿，故采用张仲景柴胡桂枝汤法，去人参，加牡蛎，此符合张仲景小柴胡汤加减法。单从本案文字看，既然内热突出，似乎不宜用桂、姜，应该加清热凉血之品。但我们不知患者面色、手掌及尺肤温度如何。牙龈出血、手心红、尿黄不一定说明内热很重。既有大便溏薄，如果再加上面黄无热、手掌尺肤不温，那就说明存在一定程度的太阴脾虚，完全可以考虑用柴胡桂枝汤，而不宜另加清热凉血之品。由于本案病例毕竟手心红（肝掌），牙龈出血，故处方遂不用党参。这是因为气有余便是火，本例不宜再补气，以防生热。服药之后，病证依旧。暂时没有见到明显的疗效，不一定治疗方法不对。二诊仍用前方，加片姜黄、茵陈、凤尾草，以加强清热祛湿、通络止痛的力量。把党参还用回来，是因为师父考虑到太阴脾虚仍宜用党参健脾益气。

吕某，女，34 岁。1988 年 2 月 22 日，初诊：

曾患病毒性肝炎，刻下肝功能正常，澳抗阴性。腹胀，大便干湿不调。月经先期，量少。肋胀痛，食油腻则痛甚，病已一年。脉沉弦，舌苔薄白。超声波检查显示脂肪肝。

大金钱草 20g	柴胡 10g	黄芩 10g	鸡内金 10g
虎杖 12g	鱼腥草 10g	海金沙 10g^{包煎}	茵陈 12g
苍术 9g	厚朴 10g	土茯苓 10g	姜黄 10g
滑石 10g^{包煎}			

7 剂。

1988 年 2 月 29 日，二诊：

仍有两肋疼痛，大便先干后溏，矢气多，口辛苦，尿黄，月经量少，色紫时有血块，背痛。

柴胡 12g	黄芩 10g	半夏 10g	生姜 10g
竹茹 12g	陈皮 10g	四川大金钱草 30g	鸡内金 10g
虎杖 12g	海金沙 10g^{包煎}	川楝 10g	元胡 10g
片姜黄 10g	赤白芍各 10g	炙甘草 6g	

7 剂。

1988 年 3 月 7 日，三诊：

两肋疼痛减轻，后背痛，口辣。

柴胡 12g	黄芩 10g	栀子 6g	竹茹 10g
竹叶 10g	生甘草 6g	赤芍 10g	丹参 10g
大金钱草 30g	虎杖 12g	川楝 10g	元胡 10g
青陈皮各 10g	茵陈 12g		

7 剂。

1988 年 3 月 14 日，四诊：

症如前，脉沉，口苦，纳差。

苍术 10g	白术 12g	云苓 30g	泽泻 15g
柴胡 12g	川楝 10g	茵陈 12g	元胡 10g
姜黄 10g	刘寄奴 10g	皂角刺 10g	川芎 10g
香附 10g	郁金 10g	佛手 12g	

7 剂。

1988 年 4 月 18 日，五诊：

月经色黑，腹痛，后背痛。

柴胡 12g	黄芩 6g	川楝 10g	元胡 10g
片姜黄 12g	刘寄奴 10g	炒山甲 10g	茜草 10g
赤芍 10g	牡蛎 15g	海螵蛸 15g	泽兰 10g
土元 10g			

6 剂。

1988 年 4 月 25 日，六诊：

右胁刺痛，引后背痛，大便不成形，经色暗，白带多，舌淡，脉弦细。

苍术 10g	白术 12g	小茴 15g	乌药 10g
官桂 6g	川楝 10g	延胡 10g	片姜黄 12g
刘寄奴 10g	茯苓 15g	泽泻 12g	补骨脂 10g
桑寄生 30g	茵陈 12g	当归 10g	川芎 6g

6 剂。

1988 年 5 月 2 日，七诊：

肝区迤带作痛。

柴胡 12g	干姜 10g	桂枝 10g	花粉 12g
黄芩 9g	炙草 10g	牡蛎 30g	白术 6g

12 剂。

1988 年 5 月 16 日，八诊：

胸闷、胁痛。

柴胡 14g	香附 10g	郁金 10g	片姜黄 12g
川芎 9g	佛手 12g	香橼 12g	茵陈 10g
凤尾草 10g	苍术 10g		

7 剂。

1988 年 5 月 23 日，九诊：

肝区痛，胸闷，溲黄，脉弦。

柴胡 14g	黄芩 10g	清半夏 10g	生姜 10g
党参 6g	炙甘草 6g	大红枣 5 枚	桂枝 10g
白芍 10g	片姜黄 12g	延胡索 10g	茵陈蒿 15g

6 剂。

1988 年 5 月 30 日，十诊：

胸胁憋痛如前。纳差，口苦。月经提前十天，量多，色暗。脉沉弦，苔白。

川芎 10g	苍术 10g	香附 10g	栀子 10g
神粬 10g	郁金 10g	木香 10g	柴胡 10g
黄芩 6g			

12 剂。

1988 年 6 月 13 日，十一诊：

胸憋闷止，胁肋胀痛、刺痛间作，苔腻，脉沉而弦。

柴胡 12g	黄芩 10g	半夏 10g	生姜 10g
党参 6g	炙草 6g	茵陈 12g	凤尾草 12g
栀子 9g	土元 10g	红花 10g	茜草 10g
片姜黄 10g	牡蛎 20g		

12 剂。

1988 年 6 月 27 日，十二诊：

近日胁肋、胃脘疼痛又作，呈胀痛性质。背沉，溲黄，脉沉，苔薄白。

柴胡 14g	当归 10g	白芍 10g	香附 10g
郁金 10g	茯苓 20g	白术 10g	川楝 10g
元胡 10g	片姜黄 10g	桃仁 12g	炙草 6g

7 剂。

1988 年 7 月 4 日，十三诊：

胁、脘疼痛减轻，背仍沉重。便溏，日二三行，脉沉，苔薄白。

柴胡 12g	黄芩 10g	桂枝 10g	干姜 10g
牡蛎 30g^{先煎}	花粉 12g	炙草 10g	白术 10g

7 剂。

1988 年 8 月 8 日，十四诊：

胸痛，大便不成形，尿黄，纳少，月经正常。

柴胡 12g	浙贝 10g	香附 10g	郁金 10g
丹皮 10g	牡蛎 15g	佛手 12g	香橼 12g
茵陈 12g	凤尾草 12g	茜草 10g	红花 10g
当归 10g	白芍 10g	茯苓 20g	

7 剂。

1988 年 8 月 15 日，十五诊：

又因时气患"红眼病"。头痛明显。

柴胡 12g	丹皮 10g	菊花 10g	草决明 10g
当归 10g	茵陈 12g	黄芩 10g	赤芍 10g
蒺藜 10g	龙胆草 10g	栀子 10g	芥穗 6g
荆芥 6g	木贼 10g		

7 剂。

1988 年 8 月 29 日，十六诊：

"红眼病"已愈，头痛已轻，肝功正常。脉弦而沉，苔薄白，肩臂痛。

片姜黄 12g	川芎 10g	蔓荆子 6g	葛根 10g
柴胡 12g	红花 10g	防风 3g	黄芩 6g
枳壳 6g	香附 10g	茵陈 10g	

7 剂。

1988 年 7 月 11 日，十七诊：

大便已调，右胁仍窜痛，左肩痛，腹胀，溲黄，脉沉，苔白。

柴胡 12g	黄芩 6g	茵陈 12g	川楝 10g
元胡 10g	片姜黄 12g	茜草 10g	土元 10g
蜣螂 10g	牡蛎 15g	海螵蛸 15g	枳壳 10g
红花 10g			

7 剂。

1988 年 7 月 18 日，十八诊：

胁肋疼痛。

柴胡 14g	桂枝 10g	片姜黄 12g	炙草 6g
黄芩 9g	白芍 10g	川芎 9g	党参 6g
川楝 10g	延胡 10g	红花 10g	土元 10g
苍术 10g	茵陈 12g	土茯苓 15g	黄柏 4g

12 剂。

1988 年 8 月 1 日，十九诊：

胸满口苦，脉弦，少阳证仍在。

柴胡 12g	半夏 12g	炙草 6g	大枣 7 枚
白芍 10g	黄芩 10g	生姜 12g	党参 9g
当归 10g	郁金 10g		

7 剂。

1988 年 9 月 19 日，二十诊：

肩臂痛，以左侧为重，手麻，胁胀。脉弦，苔白。颈椎片未见异常。

羌独活各 3g	柴胡 12g	葛根 12g	片姜黄 14g
川芎 10g	当归 10g	炙草 6g	丹参 10g
红花 10g	五灵脂 10g	秦艽 10g	丝瓜络 10g
佛手 12g			

7 剂。

1988 年 10 月 17 日，二十一诊：

肝区及颈背作痛，脉沉，舌苔薄白。肝气凝滞，络脉不和。

片姜黄 12g	橘皮 10g	柴胡 14g	白芍 10g
枳壳 10g	炙甘草 6g	当归 10g	茯苓 15g
香附 10g	川芎 10g	栀子 10g	丹皮 10g

7 剂。

1988 年 10 月 24 日，二十二诊：

守 10 月 17 日方，7 剂。

1988 年 10 月 31 日，二十三诊：

肝区延至腰部胀痛，腹中有时发闷。

柴胡 15g	半夏 12g	川楝 10g	葛根 12g
白芍 10g	片姜黄 12g	黄芩 10g	生姜 12g
延胡 10g	桂枝 10g	炙草 6g	刘寄奴 10g
茵陈 12g	凤尾草 15g	苍术 10g	白术 10g
车前子 10g			

12 剂。

1988 年 11 月 14 日，二十四诊：

带下，腰与肝区皆痛。

当归 12g	川芎 10g	白芍 20g	泽泻 15g

茯苓 15g　　　白术 30g

12 剂。

1988 年 11 月 28 日，二十五诊：

羌活 3g	防风 3g	蔓荆子 4g	川芎 10g
片姜黄 12g	黄柏 3g	红花 10g	五灵脂 10g
炙草 6g	白术 10g	苍术 10g	椿皮 10g

12 剂。

1988 年 12 月 12 日，二十六诊：

后背与肝区时发疼痛。

桂枝 10g	白芍 10g	柴胡 14g	黄芩 6g
生姜 10g	半夏 10g	炙草 6g	当归 10g
党参 6g	片姜黄 12g	川芎 6g	

12 剂。

【笺疏】本案冗长。笔者之所以选取这则医案，是因为它具有一些代表性的意义。临床观察到，在一些患者长年连续看医生的患者中，有一部分患者的病情的确比较严重，不可以放松治疗。也有一部分患者的病情其实也不那么严重，他们主要是苦于感觉异常，并且对疾病未来的发展和结果充满担忧甚至恐惧，于是连续不断地看医生。年资越高、名声越大的医生，遇到这类患者越多。这类患者多为女性，也有少数男性。他们身体方面的病变应该是客观的，不过他们心理上的问题更加突出。本案病例曾患病毒性肝炎，即使肝功能已经恢复正常，免疫学检查也不再有异常发现，但肝炎在她心理上留下的阴影很大。加之还有明显的卵巢功能失调，故症状较缠绵，此起彼伏，时轻时重。笔者认识到对这类患者要注意三个简单的原则：一是用药力求平和安全，不可以用大药、重药，不可以用安全性差的药物。有些年资浅的医生在治疗几次之后效果不如预期，未能治愈，便企望通过用大药、重药解决问题，那是不现实的。二是要按照张仲景说的那样"观其脉证，随证治之"，要注意针对症状给药，以期缓解、消除患者感觉上的苦楚。三是不可以不接诊，不可以推诿。患者前来就诊，而且连续不断地前来就诊，很显然她对所选定的医生有比其他医生更多的信任。你若不接诊，予以婉拒，她不仅得不到治疗与安慰，而且有可能丧失希望和信心。

吴某，男，6 岁。1987 年 12 月 14 日，初诊：

去年患肝炎。近来纳谷不香，夜寐不安，喜俯卧或侧卧。痰涎多。舌红。谷丙转氨酶（GPT）260 单位，乙肝表面抗原（HBsAg）阴性。

鳖甲 10g	牡蛎 12g	丹皮 10g	白芍 10g
茵陈 10g	凤尾草 10g	柴胡 3g	甘草 3g
麦冬 10g	石斛 10g	沙参 10g	

6 剂。

1988 年 4 月 18 日，二诊：

尿黄，大便干。转氨酶 213 单位，乙肝表面抗原阳性（1：64）。

柴胡 10g	黄芩 6g	茵陈 12g	凤尾草 12g
草河车 12g	土茯苓 12g	半枝莲 12g	炙甘草 6g
泽兰 9g			

6 剂。

1988 年 4 月 25 日，三诊：

唇干思饮，大便干，颜面花斑。

柴胡解毒汤加土鳖虫 9g、茜草 9g。

10 剂。

1988 年 5 月 16 日，四诊：

转氨酶增高，乙肝表面抗原阴性。

柴胡 10g	黄芩 6g	栀子 6g	竹叶 9g
通草 6g	滑石 9g	土茯苓 10g	茵陈 15g
凤尾草 15g	草河车 12g	茜草 9g	土元 6g

7 剂。

1988 年 5 月 23 日，五诊：

纳谷增加，溲仍黄。

柴胡 10g	黄芩 9g	茵陈 15g	凤尾草 12g
草河车 12g	土茯苓 12g	栀子 6g	生甘草 3g
板蓝根 10g			

12 剂。

【笺疏】这则医案有几个看点。第一个看点是初诊即应用鳖甲、麦冬、石斛、沙参、牡蛎、白芍等滋阴之品。一般认为肝病的阴虚阶段只出现在生病多年以后，本案病例为一 6 岁儿童，从起病到该次就诊也仅半年时间，病程不长，病变当以湿热为主，一般不会出现阴虚。不过阴虚是否出现，这虽然与病程长短有关，但病程长短并非决定性的因素。对小儿来讲，体质倒是一个十分重要的、基本的因素。病变是否属于阴虚，还是要以脉症为凭。病历记载有舌红，笔者窃以为应该是舌红少苔，而且应该还有大便干、排便困难、手温热等现象。第二个看点是药物用量，本案患者是一位 6 岁男童，而处方的用量却与师父平常给成人的药量接近，用量未做相应的减少。我在整理时反复查看几页原始病历，确认记录无误。儿童药物用量是我反复思考过的问题。照理说给小孩的药量应当酌减。但是我留意到小孩喝汤药，其实很少能像成人那样喝完，往往在喝药时由于小孩不配合而洒掉不少，也会由于喝不下、喝不了而留下来不少。所以给小儿的药量应该有所富裕。此外，我注意到如今不少年资较高的医生给小儿开的处方，药味多，总药量大，似乎未出现明显的不良反应，而且效果似乎也好；不然这些医生早就不再如此处方。这涉及一个很重要的科学问题：过去及当前的中药临床用量合适不合适？第三个看点是患儿服药一段时间后，乙肝表面抗原转阴。20 世纪八九十年代，乙肝感染患者很多，社会上曾经形成一定程度的乙肝恐怖和乙肝歧视。师父那段时间门诊接诊的患者有大约 **30%** 是乙肝病毒感染病例。师父用柴胡解毒汤为基本方予以治疗，疗效是十分肯定的，多数能使异常的肝功能较快恢复正常，其中一部分患者的病毒免疫指标也明显好转，小部分乙肝病毒表面抗原转阴。

雒某，男，52 岁。1987 年 12 月 14 日，初诊：

1982 年患病，确诊为肝炎，至今胁痛不止，近二年来加重，心下痞满，厌油腻，大便尚调。内躁奇痒。小便黄，苔腻。

柴胡解毒汤

加半枝莲 12g、白花蛇舌草 12g、苍术 6g、黄柏 6g。

6 剂。

1987 年 12 月 21 日，二诊：

服药后证情如故。自觉颜面胀满。

柴胡解毒汤

加云苓 20g、泽泻 10g、半枝莲 12g、苍术 6g、黄柏 6g、白花蛇舌草 12g。

12 剂。

1988 年 1 月 4 日，三诊：

肝区刺痛，自觉颜面肿胀，心烦失眠。

| 柴胡 14g | 黄芩 9g | 片姜黄 12g | 赤芍 12g |
| 红花 10g | 川楝 10g | 青陈皮各 10g | 茵陈 12g |

| 凤尾草 12g | 草河车 12g | 土茯苓 12g | 茯苓 30g |
| 半枝莲 12g | 苍术 6g | 厚朴 12g | |

6 剂。

1988 年 1 月 11 日，四诊：

证情基本同前。

苍术 10g	厚朴 12g	陈皮 10g	栀子 10g
柴胡 12g	黄芩 9g	茵陈 15g	凤尾草 15g
土茯苓 12g	丹皮 10g	白芍 10g	半夏 10g
生姜 10g	腹皮 10g		

12 剂。

【笺疏】师父自制的"柴胡解毒汤"是他治疗急慢性肝炎的常用方、基本方，其药物组成为柴胡、黄芩、茵陈、甘草、凤尾草、土茯苓、草河车，共 7 味。其整体功能为疏肝清热，除湿解毒。师父认识到，凤尾草、草河车、土茯苓三物具有清热祛湿而不伤阴的优点。柴胡解毒汤具有良好的对抗肝细胞损伤的功能，而且也具有对抗乙型肝炎病毒的功能，能够抑制乙肝病毒复制，不少患者在服用以柴胡解毒汤为基本方的中药一段时间后，病毒复制即被抑制，一部分患者乙肝病毒 e 抗原转阴，少部分患者乙肝表面抗原滴度下降或转阴。草河车又名蚤休，一名重楼，一名七叶一枝花，其味苦性寒，具有良好的清热祛湿、凉血解毒功能。土茯苓和凤尾草都具有良好的安全性。有云草河车有小毒，但我们在长期的临床应用中，未发现该药的明显不良反应和毒性。

我们在长期的临床实践中观察到，慢性病毒性肝炎的基本病机有肝郁气滞、湿热内阻、脾胃不和、肝络郁阻等。大多数医生对慢性病毒性肝炎基本病机的认识是基本一致的。由于已经认识到该病是由病毒导致的，所以医生们一致认为其主要病因包括"毒"邪。随着疾病的进一步发展，后来会出现血瘀、阴虚、血热、脾虚、肾虚、痰结等合并病变。

师父创制了一套比较完整的辨治该病的方法。他认为慢性病毒性肝炎的原始病因为湿热夹毒，损伤肝脏，继发肝气郁滞和血络淤阻，因而治疗的关键是清利肝脏湿热，疏肝理气，清解毒邪，和血活络。在中晚期也根据具体病情，或兼用温脾益气之法，或兼用滋阴养血之法，或兼用活血化瘀、软坚散结之法，随证治之。师父认为对慢性病毒性肝炎的辨证，辨气血最为关键。他将慢性病毒性肝炎分为"气分肝炎"和"血分肝炎"两种基本证型，分别给予自制柴胡解毒汤、柴胡活络汤治疗。气分肝炎以清热利湿解毒、调理气机为主，兼以疏通血络；血分肝炎既要清热解毒，调畅气机，同时也要活络祛瘀，养血和血。这是因为肝脏主疏泄，喜条达，气机畅达则血脉畅行。还因为肝藏血，肝病恒多气血郁滞之病。因此治疗肝病要兼顾气血，视具体病情而拟定治法。以气滞为主者，要侧重疏肝理气；以血瘀为主者，要侧重活血化瘀。

本案病例见心下痞满、厌油腻、小便黄、苔腻等表现，二诊时又见脸肿，这些都是湿热内蕴的表现。师父采用慢性肝炎的最基本治疗方法，用柴胡解毒汤，初诊处方加半枝莲、白花蛇舌草、苍术、黄柏清热祛湿，解毒保肝，二诊处方更加茯苓、泽泻，都是为了增强清热利湿及解毒功能。三诊、四诊以肝区刺痛，故酌加几味临床常用理气活血之品，如红花、片姜黄、川楝子、青陈皮、厚朴等。

本案文字中有"内躁奇痒"4个字，我不明白是什么意思，于是专门去问薛钜夫师兄。因为当年正是他担任师父的医助，是他亲笔写下的这4个字。我问薛兄医案里面的"内躁"两个字会不会是"内燥"？奇痒指的是皮肤瘙痒，还是内脏出现瘙痒一样的感觉？薛兄说他隐约记得这四个字是患者诉说的自身感受，感到内脏燥热，且奇痒无比。为了保持医案原貌，笔者在整理时对这4个字保留了这4个字。

王某，男，32岁。1986年12月10日，初诊：
肝炎。胁痛，便干，溲黄，苔黄腻，质暗。谷丙转氨酶（GPT）：373单位。

柴胡 12g	黄芩 10g	茵陈 15g	凤尾草 15g
土茯苓 12g	草河车 10g	炙草 6g	滑石 12g
寒水石 10g	生石膏 12g		

12剂。

1987年1月5日，二诊：
12月25日查肝功正常。大便时溏，小溲黄，肝区时痛。苔黄，舌尖红。

柴胡 12g	黄芩 6g	茵陈 12g	凤尾草 12g
白芍 16g	丹皮 12g	片姜黄 10g	土茯苓 12g
草河车 10g	川芎 3g	红花 9g	

6剂。

1987年1月12日，三诊：
溲黄减轻，纳谷增加。右胁痛时作，咽干，脉弦，苔滑，舌质暗。

| 柴胡 12g | 黄芩 10g | 凤尾草 15g | 茵陈 15g |
| 半夏 12g | 生姜 10g | 土茯苓 12g | 草河车 10g |

炙草 6g   牡蛎 30g^{先煎}

6 剂。

1987 年 2 月 9 日，四诊：

胁痛渐减。大便不成形，时呕，夜寐不安，苔淡，舌质暗，脉弦。

柴胡 10g	黄芩 7g	茵陈 12g	凤尾草 12g
苍术 6g	厚朴 9g	陈皮 9g	生姜 6g
半夏 10g	炙草 6g	土茯苓 12g	片姜黄 6g

6 剂。

1987 年 2 月 23 日，五诊：

服药后肝区痛减轻。仍大便不成形，夜寐欠佳，咽干，纳可，脉弦，舌苔腻。

柴胡 12g	黄芩 10g	片姜黄 10g	赤芍 10g
茵陈 15g	凤尾草 15g	土茯苓 12g	草河车 10g
炮姜 3g	苍术 6g		

6 剂。

1987 年 3 月 2 日，六诊：

胁痛，便溏。

柴胡 12g	黄芩 10g	丹皮 10g	赤芍 10g
片姜黄 10g	炙草 6g	茵陈 15g	凤尾草 15g
白术 6g	炮姜 3g		

6 剂。

1987 年 3 月 16 日，七诊：

两侧胁肋不舒，体力较前增加，大便偏溏，日一行。

柴胡 12g	黄芩 10g	炙草 9g	炮姜 6g
党参 9g	茵陈 12g	凤尾草 12g	桂枝 6g
土茯苓 12g	厚朴 9g	苍术 6g	陈皮 9g
生姜 6g	半夏 9g		

6 剂。

1987 年 3 月 23 日，八诊：

证情渐减，纳谷增加。胸膈仍感不适，大便偏溏。

柴胡 10g	黄芩 7g	茵陈 12g	凤尾草 12g
炙草 6g	党参 6g	半夏 9g	生姜 9g

苍术 3g

12 剂。

【笺疏】本案前后八诊，处方皆以柴胡解毒汤为基本方，初诊用三石柴胡解毒汤，即柴胡解毒汤加生石膏、滑石、寒水石，转氨酶很快恢复正常。师父对于肝功能异常，见舌苔厚腻的患者，对于顽固性肝功能异常的患者，即用三石柴胡解毒汤。该方适用于湿热较重的病证，其主要临床特征为口渴喜饮，舌苔黄厚而腻，转氨酶居高不下，用柴胡解毒汤效果不显。

师父临床应用柴胡解毒汤有这样一些加减：如果胃肠湿邪较重，多合用平胃散；如果患者大便溏，辨证属于太阴脾虚者，则加白术、炮姜，此用理中汤之意；或加桂枝、干姜，取柴胡姜桂汤之意；胁痛者，肝络郁滞也，常加片姜黄、赤芍、牡丹皮等；胁痛突出者，或以胁痛为唯一症状者，或肝炎病各项生化、免疫学指标恢复正常后唯见肝区疼痛者，则用自制柴胡止痛汤。柴胡止痛汤的药物组成为：柴胡、延胡索、川楝、当归、白芍、刘寄奴、土鳖虫、茜草、皂角刺、片姜黄、海螵蛸、枳壳、紫菀。

急慢性肝炎若见湿热发黄，则加茵陈、栀子等清利湿热而退黄。其处方简洁，药味不多，药量亦不重。师父认为湿热之性缠绵，难以一时尽去，治疗时需要缓缓图之，不可操之过急。在胆红素降下来之后，仍然要以脉症为依据，判断湿热邪气是否尽去。如果湿热邪气没有尽去，那仍然要继续应用清利湿热的方法进行治疗，不可使余邪残留。如果余邪留而未去，随后可能会出现病情反复，届时治疗难度就将变大。

马某，男，48 岁，住顺义。1987 年 12 月 14 日，初诊：

肝区痛三年，胁脘胀，溲黄。近日化验：麝香草酚浊度（TTT）：12 单位。麝香草酚絮状试验（TFT）：++++，谷丙转氨酶（GPT）：< 40u/L。

柴胡 12g	黄芩 6g	半夏 10g	生姜 10g
炙草 6g	党参 6g	大枣 6 枚	桂枝 10g
白芍 10g	牡蛎 30g	鳖甲 12g	土鳖虫 6g
红花 9g	茜草 9g	当归 9g	

6 剂。

1987 年 12 月 21 日，二诊：

肝区痛减，溲仍黄，腹胀消。

柴胡解毒汤

加鳖甲 15g、牡蛎 20g、土鳖虫 9g。

12 剂。

1988 年 1 月 4 日，三诊：

近日肝区刺痛引背，溲黄，纳、眠正常。

柴胡 14g	黄芩 9g	红花 10g	茜草 10g
茵陈 15g	凤尾草 15g	草河车 12g	半枝莲 12g
片姜黄 10g	白芍 30g	丹皮 10g	牡蛎 20g
枳壳 9g	川芎 6g		

6 剂。

1988 年 1 月 25 日，四诊：

肝区刺痛已减，溲黄。已停服联苯双脂。近日肝功检查结果：TTT：9 单位，TFT：++，GPT：161 单位。

柴胡解毒汤

加半枝莲 15g、蛇舌草 12g、竹叶 10g、木通 6g。

12 剂。

1988 年 2 月 9 日，五诊：

乙肝病毒表面抗原阴性。

土鳖虫 10g	鳖甲 10g	牡蛎 30g	红花 10g
茜草 10g	丹皮 10g	赤芍 12g	当归 10g
柴胡 12g	黄芩 3g	茵陈 12g	凤尾草 12g
草河车 12g	土茯苓 12g	半枝莲 12g	炙甘草 6g

12 剂。

1988 年 2 月 22 日，六诊：

尿黄，大便先干后溏，肝区痛减轻，腹不胀，脉弦，舌红。

鳖甲 15g	牡蛎 30g	花粉 10g	丹皮 10g
白芍 12g	炙甘草 6g	茜草 10g	红花 10g
乌贼骨 10g	茵陈 12g	凤尾草 12g	草河车 10g
土鳖虫 10g	柴胡 4g		

7 剂。

1988 年 4 月 18 日，七诊：

TTT：7 单位，TFT：++，GPT：乙肝表面抗原：1：32。

柴胡 12g	黄芩 10g	栀子 10g	茵陈 12g
川楝 10g	元胡 10g	片姜黄 10g	刘寄奴 10g
皂角刺 10g	土鳖虫 10g	白芍 10g	茜草 10g
海螵蛸 10g			

12 剂。

1988 年 5 月 2 日，八诊：

肝功：TTT12 单位、TFT+++、其他正常（抗原阴性）。

柴胡 12g	黄芩 10g	茵陈 15g	凤尾草 15g
川楝 10g	延胡 10g	牡蛎 15g	片姜黄 12g
红花 10g	茜草 10g	皂角刺 10g	丹皮 10g
白芍 15g	甘草 6g		

12 剂。

1988 年 5 月 16 日，九诊：

| 柴胡 14g | 黄芩 10g | 干姜 10g | 桂枝 10g |
| 花粉 14g | 牡蛎 40g | 炙甘草 9g | 茵陈 12g |

7 剂。

1988 年 5 月 23 日，十诊：

胁痛止，大便已调，腹胀肢肿同前。

茯苓 50g	泽泻 15g	桑皮 10g	木香 10g
木瓜 10g	砂仁 12g	陈皮 10g	白术 10g
苏叶 10g	大腹皮 12g	麦冬 16g	槟榔 10g
冬瓜皮 30g	路路通 15g	王不留 15g	茵陈 12g

6 剂。

1988 年 5 月 30 日，十一诊：

小便量增加，腹仍胀，大便调，右胁沉闷，脉弦。

守上方加土元 10g。

12 剂。

1988 年 6 月 13 日，十二诊：

腹胀已止，小便量不多，大便调，脉弦，苔白腻。

土元 10g	蜣螂 10g	郁金 10g	木瓜 10g
薏米 30g	香橼 12g	佛手 12g	丝瓜络 10g
大腹皮 10g	王不留 15g	路路通 15g	云苓 30g

茜草 10g   红花 10g   茵陈 15g   栀子 9g

通草 10g

12 剂。

1988 年 6 月 27 日，十三诊：

6 月 10 日检查：TTT：11 单位，TFT：+++，GPT：147 单位，乙肝表面抗原 1∶16 阳性。肝区不适，溲黄。

柴胡 12g   黄芩 10g   茵陈 15g   凤尾草 15g

土茯苓 15g   草河车 15g   丹皮 10g   丹参 10g

桃仁 12g   片姜黄 12g   半枝莲 12g   苍术 6g

炙草 6g   炮姜 3g

12 剂。

1988 年 7 月 11 日，十四诊：

纳增，眠宁，肝区偶有不适，溲仍黄，颜面黧黑，脉弦，苔腻。

柴胡 12g   黄芩 10g   栀子 10g   茵陈 15g

凤尾草 15g   土茯苓 15g   草河车 12g   生甘草 3g

土元 10g   川楝 10g   元胡 10g   片姜黄 12g

12 剂。

1988 年 8 月 1 日，十五诊：

柴胡 12g   丹皮 10g   凤尾草 15g   栀子 10g

当归 10g   茜草 10g   黄芩 9g   茵陈 15g

土茯苓 15g   草河车 15g   白芍 10g   红花 10g

土元 10g   青蒿 6g   鳖甲 10g

12 剂。

1988 年 8 月 15 日，十六诊：

TTT：11 单位，TFT：+++，澳抗（乙肝表面）1∶16 阳性。

柴胡 12g   丹皮 10g   茜草 10g   当归 10g

茵陈 15g   生甘草 6g   黄芩 10g   白芍 12g

片姜黄 10g   土元 10g   凤尾草 15g   地骨皮 10g

牡蛎 15g   红花 10g   泽兰 10g   龟板 10g

12 剂。

1988 年 8 月 29 日，十七诊：

五心烦热症减，纳增加，肝区隐痛，大便不成形，脉弦，苔薄白。

柴胡 12g	黄芩 6g	生姜 10g	半夏 10g
党参 6g	炙草 6g	牡蛎 30g	茵陈 12g
凤尾草 12g	草河车 12g	土茯苓 12g	白术 6g
炮姜 3g	茜草 10g		

7剂。

1988年9月19日，十八诊：

肝区时痛，大便有时作泻，小便发黄。脉弦，舌腻。澳抗：阴性。

柴胡 14g	川楝 10g	片姜黄 10g	茜草 10g
当归 10g	黄芩 9g	延胡 10g	刘寄奴 10g
赤芍 10g	皂角刺 10g	茵陈 15g	凤尾草 15g
土茯苓 15g	草河车 12g	炙草 6g	

12剂。

【笺疏】大量临床事实表明，师父的柴胡活络汤能抑制乙肝病毒在患者体内的复制。本案处方既有原则性和一贯性，也具有"随证治之"的灵活性。

茜草、䗪虫是刘渡舟老师在临床上治疗肝病的一组常用"对药"。在深入研究古人对此二味药物认识的基础上，通过长期临床实践的反复探索，师父积累了使用这一对药的深刻经验，对这一对药有很多新的认识。他说茜草色赤性温，味咸而酸。赤入营血，咸软坚，酸归肝，性温则宣通气血，故能行肝经之血滞，消肝中之瘀积，补营分而生新血。《内经》"四乌贼骨一芦茹丸"治"血枯"，其中茜草起的正是这种作用。䗪虫性寒，能破血逐瘀。《金匮要略》之"大黄䗪虫丸""下瘀血汤"俱用䗪虫治"干血"，可见䗪虫是一味活血化瘀的好药。二物皆为厥阴肝脏血分药，一温一寒，一草一虫，配合使用，能够行气活血，化瘀破积，祛瘀生新，相辅相成，是极佳的一组对药，是肝病中药治疗的常用良药。这是因为肝藏血，主疏泄，故肝病每多血病。肝病早期，常有血滞。肝病既久，恒多血瘀。所以治肝病要善治血，治血要善于活血，而活血又要善于使用茜草、䗪虫。师父在临床上治疗各种肝病时，每每使用这一组对药，就是基于这样的认识。他创制的治疗肝病的系列方剂，如柴胡解毒汤、柴胡活络汤、柴胡鳖甲汤、柴胡止痛汤等都常用这一组对药。他认为肝病有瘀血特征者要用这一组对药，肝病而无明显瘀血特征者也可以用这一组对药。如果是肝硬化，瘀血很明显，当然应该应用。如果是慢性肝炎，病程既长，久而入络，肝血瘀滞，更需要应用。即使是急性肝炎，由于湿阻、毒蕴、热结、气郁，常常也会导致肝络郁滞，所以往往也需要应用。气血是相互影响的。故用血药消除血络郁滞，这对于气分病变的治疗也有一定帮助。如果认识不到这一点，见肝之病，只知治气，不知治血，血络郁滞不能消除，则湿阻、毒蕴、热结、气郁都不容易消除。师父进一步认识到，用这一组对药治疗肝病，不仅能有效改善肝脏的血液循环，而且能够改善肝脏的物质代谢，尤其是对肝脏的蛋白质代谢具有较好的调节作用。他在临床上观察到，他的肝病系列方在纠正肝病患者异常的絮浊试验指标、异常的白蛋白／球蛋白比值（A/G 比值）方面都有较好的效果。处方中若有这一组对药，上述治疗效果比较明显；若无这一组对药，上述作用即不甚明显。由此可见这一组对药能够有效改善肝脏蛋白质代谢。二药的临床处方用量常为各 10g。当絮浊试验指标、A/G 比值严重异常或十分顽固、难以纠正时，其用量可以酌增。

以上诸诊次所用药方都是刘老治疗肝硬化的常用方，包括他自制的柴胡解毒汤、柴胡活络汤、柴胡鳖甲汤等。其中用鳖甲、牡蛎、土鳖虫软坚消癥，用归、芍、红花、刘寄奴、皂角刺等活血化瘀；在凤尾草、土茯苓、草河车之外，还用半枝莲、蛇舌草等清热解毒，用姜桂温脾散寒，用茯苓、泽泻、桑白皮、槟榔、冬瓜皮、路路通、王不留行、蛞蝓等利水消肿等，都是他临床用药的一般规律。

霍某，男，33 岁，住密云。1988 年 10 月 17 日，初诊：

乙型肝炎，澳抗：1∶256（阳性）。腹胀，大便日再行，成形便，饮食可。晨起肝区疼痛。脉弦细，舌苔白腻。肝经湿热，蕴结成毒。

柴胡 14g	茵陈 15g	土茯苓 15g	半枝莲 12g
芦根 12g	黄芩 10g	凤尾草 15g	石见穿 10g
草河车 12g	滑石 10g	藿香 6g	佩兰 6g
枳壳 10g	陈皮 10g		

7 剂。

1988 年 10 月 24 日，二诊：

湿盛，胃气呆滞，运化不良。麝香草酚浊度：16 单位，谷草转氨酶（GDT）：86 单位，澳抗：1∶16 阳性。

苍术 10g	藿香 10g	通草 10g	茯苓 15g
白蔻仁 10g	陈皮 10g	白术 10g	厚朴 12g
茵陈 12g	半夏 12g	焦苡米 12g	谷麦芽各 10g
黄连 6g	黄芩 6g	柴胡 12g	

7剂。

1988年11月21日，三诊：

麝香草酚浊度：12单位，谷丙转氨酶：170单位，澳抗：阴性。

柴胡 14g	半夏 10g	茵陈 15g	草河车 12g
石见穿 10g	红花 10g	炙草 6g	黄芩 10g
生姜 10g	凤尾草 15g	土茯苓 12g	茜草 10g
赤芍 10g	土元 6g		

12剂。

1988年12月5日，四诊：

胃中胀满，舌苔白黄相杂，大便日再行，成形便。

苍术 10g	厚朴 15g	陈皮 10g	柴胡 12g
黄芩 6g	通草 10g	茵陈 15g	凤尾草 15g
草河车 12g	土茯苓 12g	石见穿 10g	

12剂。

1988年12月19日，五诊：

柴胡 14g	茵陈 15g	苍术 10g	厚朴 14g
草河车 12g	炙草 6g	黄芩 10g	凤尾草 15g
陈皮 10g	枳壳 10g	土茯苓 12g	炮姜 4g

12剂。

1989年1月23日，六诊：

麝浊：8单位，谷丙转氨酶：73单位，澳抗：阴性。

茵陈 15g	凤尾草 15g	白术 10g	茯苓 30g
泽泻 15g	猪苓 15g	桂枝 6g	

7剂。

【笺疏】本案反映出柴胡解毒汤等方能有效抑制乙肝病毒复制，促进乙肝病毒表面抗原等指标转阴。

初诊以柴胡解毒汤为基本方，加半枝莲、芦根、石见穿、滑石，以及藿香、佩兰对药，和枳壳、陈皮对药清热祛湿、理气通络。他在应用柴胡解毒汤时，还常常加用白花蛇舌草、半枝莲、垂盆草、蜂房等清热解毒之品。这类药物的应用，似乎有预防疾病向恶性病方向发展、转化的效果。二诊时见湿邪内盛，以致胃气呆滞，运化不良。故转方以藿香正气、平胃散、三仁汤为基本方，进行适应性化裁。三诊回到初诊处方，仍用柴胡解毒汤加味。四诊、五诊处方都是守柴胡解毒汤进退，湿盛者，合平胃散；见中寒现象，或虑药物有导致中寒之虞，则加适量干姜。六诊时澳抗已经转阴，转方用茵陈五苓散加凤尾草清利肝脏湿热，作为善后之举。

赵某，男，51岁，务农。1986年8月25日，复诊：

肝炎四年，半年前TTT：17单位，谷丙转氨酶（GPT）＞700单位。服药后恢复正常。近日肝功能检查GPT：198单位，余各项指标正常。脉弦苔腻，小便黄。

柴胡 10g	黄芩 10g	茵陈 15g	凤尾草 15g
土茯苓 12g	草河车 10g	滑石 12g	寒水石 10g

6剂。

【笺疏】本案病例半年前的检查结果显示谷丙转氨酶异常，经师父诊治后恢复正常。刻下转氨酶升高，舌苔腻；转氨酶增高多为肝脏湿热。湿热缠绵，故常有反复。舌苔薄者常用柴胡解毒汤，而舌苔腻厚者，师父多用三石柴胡解毒汤。本案处方不用甘草，以避其甘缓碍于祛湿。只用滑石、寒水石而不用生石膏，目的是不欲过于寒凉。

刘某，男，24岁。1986年9月29日，初诊：

肝炎，大便不成形，腹胀脘痞。

柴胡 10g	黄芩 6g	干姜 5g	桂枝 7g
炙甘草 6g	花粉 14g	牡蛎 30g^{先煎}	茵陈 10g

6剂。

【笺疏】本案未记录舌脉。处方用的是治疗肝热脾寒的柴胡桂枝干姜汤，加茵陈清利肝胆湿热。这是师父治疗慢性肝病的常用药方。柴胡黄芩疏泄肝胆，干姜、桂枝、炙甘草温中暖脾。肝胆主疏泄，脾主运化，故肝郁脾虚常见水饮内停，水饮停聚亦可见胃燥口渴，故用天花粉、牡蛎去水饮而止渴。慢性肝病常见肝胆上热、脾虚下寒的病证，其临床表现特征有口苦、咽干、口渴、小便不利、腹胀满或疼痛、大便溏薄等寒热之象并见。慢性肝病上热而下寒证形成的原因或与治肝病者常常长期大量应用清热解毒方药有关。本案处方中的黄芩、干姜、桂枝的用量较小，就是考虑到寒药有碍于脾阳，热药于肝胆热不宜。天花粉用量略大，可能患者口干口渴明显。本案之所以用柴胡桂枝汤，也受到西医"肝病"诊断的引导。

刘某，男，58岁。1986年9月1日，初诊：

西医诊断：肝炎。

柴胡 12g	黄芩 9g	茵陈 15g	草河车 10g
土茯苓 12g	凤尾草 15g	生甘草 6g	红花 10g
茜草 10g	川楝 6g	元胡 6g	丹皮 12g

8剂。

【笺疏】本案体现了针对疾病的治疗与辨证施治相结合的临床诊治方法。西医诊断为肝炎，具体病位由此得到确定，中医以此为治疗目标，故投柴胡解毒汤。我们对本案的理解需要采用以方测症的方法。处方以柴胡解毒汤加红花、茜草、牡丹皮，另外还加了治疗胁脘疼痛的常用药方金铃子散，故推测本案病例有胁肋疼痛的症状，而且在舌脉上会有一些血热征象，如舌红、脉数、目赤、手掌赤热等，不然不会另加牡丹皮。

张某，女，36岁。沈阳。1988年8月15日，初诊：

患乙肝多年，曾住医院治疗，澳抗一直未能转阴。月经先期，生气则胸胁满闷。脉弦，舌苔薄白。肝经气血瘀滞证。

柴胡 12g	当归 10g	丹皮 10g	茜草 10g
土元 10g	黄芩 9g	白芍 10g	栀子 6g
红花 10g	茵陈 12g	凤尾草 12g	白术 15g
茯苓 15g	椿皮 10g	苍术 9g	

7剂。

【笺疏】对于乙型病毒性肝炎病例，师父一般都会用柴胡解毒汤。如笔者所讲，柴胡解毒汤能有效对抗肝炎病毒，抑制病毒复制，促使病毒标志物转阴。本案病例月经先期，此为肝热所致。生气则胸胁满闷，脉弦，这说明肝经气血瘀滞。故处方在柴胡解毒汤的基础上，加栀子清泻肝热，加当归、白芍、牡丹皮、土鳖虫、茜草活血通络。由于处方中有椿皮、白术、苍术、茯苓除湿止带，故推测本案病例当见有白带量多的症状。苍、白术止带功能甚好。傅青主完带汤用苍、白术除湿止带。笔者对于湿邪下注的带下量多，常用苍白术，且用量较大，一般总量用至30g，往往立竿见影。椿皮又称椿根皮，为苦木科植物臭椿树的干燥根皮或树干的皮，具有清热燥湿、收涩止带的功能。

袁某，男，48岁。1987年12月7日，初诊：

肝区疼痛八年余，加重半月。八年前患肝炎，近半月来肝区疼痛加重，腹胀、便溏，纳尚可，眠宁。脉弦。一个多月前在某医院诊断为轻度肝硬化。

| 柴胡 12g | 黄芩 6g | 桂枝 10g | 白芍 4g |
| 片姜黄 10g | 党参 6g | 炙甘草 6g | 炮姜 5g |

牡蛎 20g

6 剂。

【笺疏】师父治疗早期肝硬化，对于无鲜明寒热特征者，常常会用经方柴胡桂枝汤。柴胡桂枝汤疏肝建中，理气调血，疗效显著。笔者的老家在湖北荆州，20 世纪 60 年代以前那里曾是血吸虫疫区，家父早年曾较长时间参与血吸虫病防治工作，因此感染过血吸虫，晚年出现早期肝硬化，不过只有轻微的胁肋疼痛、身体酸楚，没有其他症状。某年他来北京，我请师父为他诊治。师父察色按脉，处以柴胡桂枝汤原方。家父服药两周，胁痛及身体酸楚完全消失，感到了前所未有的轻松。本案病例见腹胀、便溏，说明有一定程度的太阴脾虚，故师父在用柴胡桂枝汤的同时，合用柴胡桂枝干姜汤，进行适应性化裁。由于无恶心呕吐，故不用半夏。由于肝区疼痛，故去大枣，并加片姜黄，与牡蛎一同行气活血，散胁下邪结。症见腹胀、便溏，说明太阴脾家虚寒，故黄芩、芍药用量较小，以党参、炙甘草、炮姜三物温中散寒，此为理中汤法。

丁某，男，34 岁。1986 年 9 月 29 日，初诊：

谷丙转氨酶：348 单位。胃脘痛，胁胀痛。苔白而腻。

| 柴胡 12g | 黄芩 10g | 茵陈 15g | 凤尾草 15g |
| 土茯苓 12g | 草河车 10g | 川楝子 9g | 元胡索 9g |

炙甘草 6g

7 剂。

【笺疏】本案病例肝功能损害，谷丙转氨酶甚高，约为正常标准的 9 倍。故处方用对抗肝功能损害的专方柴胡解毒汤原方。由于同时见有胃脘痛、胁胀痛，故另加善治胁肋、胃脘疼痛的金铃子散理气活血、通络止痛。处方药味精简，不蔓不枝，这是师父处方最突出的特点。

李某，男，63 岁。住顺义。1989 年 7 月 10 日，初诊：

肝区隐痛，胁下有肿块，脉弦，舌苔白、质红。肝脉瘀滞。

| 川楝 10g | 生牡蛎 30g | 蜂房 6g | 鳖甲 20g |

| 归尾 10g | 赤芍 10g | 王不留行 15g | 路路通 15g |
| 延胡索 10g | 片姜黄 12g | 土元 10g | 山慈菇 10g |

7 剂。

【笺疏】本案病例不仅肝区隐痛，而且（右）胁下有肿块，这提示肝硬化或肝脏肿瘤。在辨证施治的同时，应建议患者及时接受影像学等方面的检查，以明确西医诊断为宜。肝硬化或肝脏肿瘤在中医看来属于肝之络脉瘀滞，且痰瘀互结，病情严重。故处方把重点放在活血化瘀、软件散结、通络止痛之上。蜂房、山慈菇为临床常用广谱抗肿瘤中药。此处用此二物，有预防和抗肿瘤治疗的考虑。

张某，女，33 岁。住顺义小店乡。1987 年 12 月 7 日，初诊：

胁痛三月余。约三个月前查肝功能不正常。口苦，目黄、面黄、溲黄，胁胀痛，脘腹胀满，大便溏薄，经事提前。一个月前复查肝功已恢复正常，乙肝表面抗原 1∶64 阳性。

| 柴胡 12g | 黄芩 10g | 炙甘草 9g | 桂枝 9g |
| 干姜 8g | 花粉 12g | 牡蛎 30g^{先煎} | |

6 剂，水煎服。

1987 年 12 月 14 日，二诊：

药后胁痛略减，大便仍溏且黏腻，1～2 次 / 日，腹胀亦轻，烘热阵作，口干不欲饮，时时嗳气，下肢胀。舌淡、苔白腻。

柴胡 12g	黄芩 6g	黄连 6g	干姜 9g
炙甘草 9g	党参 9g	半夏 10g	丹皮 10g
枳壳 6g	木香 6g	生姜 12g	

6 剂。

【笺疏】本案病例为慢性乙型肝炎，以胁痛为主诉。目黄、面黄、溲黄，但生化检查并未显示黄疸。脘腹胀满、大便溏薄，这说明太阴脾家虚寒。故处方用治疗肝胆热而脾虚寒的柴胡桂枝干姜汤原方，不做加减。对于乙肝表面抗原阳性的肝病病例，师父大概率会用柴胡解毒汤。本案之所以不用柴胡解毒汤，或许正是因为考虑到太阴脾寒，不宜用过于寒凉的药物。对于太阴脾寒的辨识，师父常用标准是腹胀满或时时隐痛、大便溏薄、小便不利、手足清、脉缓等。如果小便不利很突出，师父常常还会加茯苓利尿，健脾去湿。

服用柴胡桂枝干姜汤 6 剂之后，胁痛略减，大便仍溏而不畅，时时嗳气，下肢胀，这些临床表现说明肝热脾寒、寒热错杂、肝郁气滞，且兼有水饮，故处方转用小柴胡汤合《伤寒论》治疗脾胃消化系寒热错杂、水饮食滞的生姜泻心汤，加枳壳、木香理气导滞。又因为患者烘热时作，故另加牡丹皮清泄郁热。发生于女性之烘热时作，师父多用牡丹皮、柴胡，或用知母、黄柏清泻相火。

肝硬化

姜某，男，68 岁。1988 年 5 月 16 日，初诊：

肝硬化，腹水，鼻衄频，大便日 3 次，成形便；腹胀满，眼花阵阵。

茯苓 50g	麦冬 30g	石斛 30g	白茅根 30g
玉米须 30g	泽泻 15g	桑皮 10g	木瓜 10g
木香 10g	砂仁 10g	陈皮 10g	白术 10g
苏叶 10g	大腹皮 12g	槟榔 10g	

6 剂，水煎服。

【笺疏】本案病例为失代偿肝硬化。腹水，鼻衄，显示水饮内停、阴虚血热。治之宜利水消肿，滋阴凉血，处方用五皮饮合五苓散，重用茯苓 50g。由于有鼻衄，故去掉桂枝；这是因为桂枝之性温燥，有易动血之虞。处方未用猪苓，正如笔者在本套丛书张某女慢性肾炎案已经表达的看法，或许与已重用茯苓 50g，以及白茅根、玉米须各 30g 有关，亦或与《金匮要略》当归芍药散但用茯苓、白术、泽泻三物，而不用猪苓有关。阴虚血热，故重用麦冬、石斛各 30g。白茅根、玉米须清热凉血，利水而不伤阴。气行则水行，治水需行气，故另加木香、砂仁、木瓜、苏叶、槟榔诸物，以行气行水。治疗水肿的经典名方"实脾饮"亦用白术、木瓜、木香、大腹子、茯苓等物。

师父对于阴虚水停类型的肝硬化腹水也常用他自制的"白玉汤"。白玉汤的方药物组成为：茯苓、玉米须、白茅根、抽葫芦、冬瓜皮、大腹皮、益母草、车前草、土鳖虫、茜草、川楝子、延胡索、紫菀、枳壳。其主要功能为通调气机，理血活络，能上利肺气以行治节，下开水道而畅三焦，有消水之力，而无伤正之弊，适用于腹水病程较长，虚实夹杂，病者胀急，不宜缓补，又不可峻攻的腹水重症。

亢某，男，52 岁，住北京市。1988 年 12 月 12 日，初诊：

早期肝硬化，脾、肝肿大，腹胀，肝区疼痛，齿衄，头晕。大便日二次，不成形。睡眠欠佳,盗汗,畏寒。左脉弦细责责,右脉弦而不紧。舌苔薄黄白腻。肝病入络,肝热脾寒,左脉弦责者,病势重也;大便溏薄者,脾胃虚弱,土不培木,致使肝气鸱张,迫于阴血,则有不藏之虑矣。

法仿柴胡姜桂之法:

柴胡 12g	桂枝 10g	牡蛎 30g	炙草 10g
茵陈 12g	黄芩 6g	干姜 10g	花粉 12g
党参 10g			

6 剂,水煎服。

禁生冷寒凉饮食。

【笺疏】本案病例为早期肝硬化,脾、肝大,病位明确。齿衄,头晕,睡眠欠佳,盗汗,这是肝热的表现。大便日二次且不成形,畏寒喜暖,这又是脾寒的表现。肝区疼痛,肝脾肿大,显示肝病入络。故本案病例的病变状态可以概括为"肝病入络,肝热脾寒"。师父投主治肝热脾寒的经方柴胡桂枝干姜汤,另加茵陈清泻肝胆。由于脾土虚寒,故更用党参,配合干姜、桂枝、炙甘草温中补土,益气健脾。

原案曰:"土不培木,致使肝气鸱张,迫于阴血,则有不藏之虑矣。"意思是说本案病例有可能会发生消化道出血,病势严重。师父作此判断的依据是什么?是"左脉弦细责责"。左关属肝,肝病常在左脉有突出表现。责责者,紧也,不柔和也,缺乏生气也。这样的脉象说明肝气失柔,鸱张冲击,很容易损伤血管,导致出血。

芦某,女,51 岁。1988 年 5 月 16 日,初诊:

肝硬化,肝癌,大便干。腹胀甚,疼痛阵作。口苦,鼻衄,恶心。

茵陈 15g	栀子 9g	大黄 3g	大腹皮 12g
抽葫芦 10g	冬瓜皮 30g	花粉 10g	牡蛎 30g
麦冬 15g	鳖甲 12g	茯苓 30g	泽泻 12g
玉米须 30g	白茅根 30g		

6 剂,水煎服。

【笺疏】肝硬化,肝癌,此为危重病证。大便干,鼻衄,口苦,反映阴虚血热的病机。腹胀甚,可以推断是由腹水及肝脏气血瘀阻两个方面的病变所致。原案没有记载黄疸。但是肝硬化、肝癌出现梗阻性黄疸的可能性极大。故处方用茵陈蒿汤清热利湿,化瘀退黄;用牡蛎、鳖甲、麦冬、天花粉软坚消癥,滋阴凉血；用抽葫芦、大腹皮、冬瓜皮、茯苓、泽泻、玉米须、白茅根清热利水。对于这一组药物的来源及其应用意义，可参考师父自制的治疗阴虚水热型腹水的"白玉汤"。白茅根、玉米须为师父治疗阴虚水热的常用对药，故该方以"白玉"为名。

李某，男，36岁。1987年4月13日，初诊：

1983年8月诊为肝硬化腹水。1984年4月又被诊断为糖尿病。刻下小便少，腹胀如鼓，大便不成形，一日三次。

白茅根 30g	茵陈蒿 12g	土茯苓 12g	凤尾草 12g
花粉 10g	王不留 15g	路路通 15g	枳壳 9g
海藻 10g	牡蛎 20g^{先煎}	茯苓 30g	玉米须 30g
丹皮 10g	大腹皮 10g	木瓜 6g	郁金 9g
佛手 12g	香橼皮 12g	蛣蟟 6g	

6剂。

【笺疏】肝硬化腹水为大病。就诊时小便量少，腹胀如鼓，大便不成形且日行三次，说明水湿内盛。此时水湿泛滥是疾病的主要问题，所以应当遵照急则治标的治疗原则，先去其水。本案处方反映了师父治疗鼓胀水肿的主要用药习惯，他常用白茅根、玉米须、王不留行、路路通、蛣蟟、海藻、牡蛎、天花粉、茯苓、大腹皮等物，诸药相须相使，能够发挥更好的去水作用。对于一些严重且顽固的水肿鼓胀，他也爱用抽葫芦；少数病例他还会用商陆、牵牛子等峻攻逐水之品。待到水湿减退之后，即改用补益脾肾、补益正气的治法，同时兼用化瘀软坚药物，以治疗疾病之本。

于某，男，43岁。1988年4月18日，初诊：

肝病，吐血，经北医治疗血止。现腹胀。病史6、7年。

牡蛎 30g	海藻 6g	鳖甲 30g	花粉 12g
玉米须 30g	白茅根 30g	麦冬 15g	商陆 3g
茯苓 40g	冬瓜皮 40g	丝瓜络 10g	葶苈子 10g
泽泻 15g	王不留 15g	路路通 15g	佛手 12g
香元 12g	郁金 10g	抽葫芦 10g	

6剂。

1988年4月25日，二诊：

药后小便增多，腹肿渐消，仍腹胀。颜面黄，目黄。脉弦而涩，舌苔薄白。利水活络，理气祛湿之法。

郁金 10g	木瓜 10g	丝瓜络 10g	通草 10g
茵陈 12g	薏米 30g	蝼蛄 10g	路路通 15g
王不留 15g	冬瓜皮 40g	大腹皮 10g	南佛手 12g
香橼皮 12g	茯苓 50g	玉米须 30g	白茅根 30g
花粉 10g			

6 剂。

1988 年 5 月 2 日，三诊：

服药后症状有所减轻，但腹部仍胀。舌红而少津。

柴胡 4g	麦冬 30g	鳖甲 15g	牡蛎 30g
红花 10g	茜草 10g	王不留 16g	玉竹 12g
玉米须 30g	沙参 12g	丹皮 10g	白芍 10g
白茅根 30g	路路通 15g	大腹皮 10g	车前子 10g
薏米 15g	通草 10g	枳壳 10g	泽泻 15g

6 剂。

1988 年 5 月 30 日，四诊：

腹胀如鼓，溲少，余证同前。加服双氢克尿塞则小便量增多。神疲，颜面、目黄，脐突，腹大，青筋显露，纳差，牙不出血。脉弦细，舌偏红。

鳖甲 15g^{先煎}	土元 10g	蝼蛄 10g	蜂房 3g
牡蛎 30g^{先煎}	石韦 12g	瞿麦 12g	花粉 12g
车前子 12g^{包煎}	海藻 9g	葶苈子 10g^{包煎}	商陆 4g
王不留 20g	路路通 15g	大腹皮 12g	茯苓 40g
麦门冬 15g	砂仁 10g		

12 剂。

【笺疏】本案病例为失代偿肝硬化。失代偿肝硬化的主要病变常有门脉高压、腹水、上消化道出血等，在中医的视野下，其病机要素包括瘀血阻络、肝郁气滞、三焦郁滞、水饮内停、痰结、阴虚血热、脾气虚、木气横逆犯胃等多种病机，不同的病例各有主要病变和次要病变，每一个具体病例都是这些病机要素的不同比重的组合。晚期肝硬化总是以三焦郁滞、水饮内停为最主要的病变，临床宜遵循急则治标、缓则治本的原则，先去其水。待水去七八，然后用补益脾胃、化瘀散结的方法治其本。本案初诊、二诊处方皆利尿、逐水、理气、活络、祛湿退黄。三诊病情得到缓解，舌红少津，显示出一定程度的阴伤，故配合应用玉竹、沙参、麦冬、鳖甲和牡蛎养阴生津。

四诊时病情加重，见尿少、腹胀满、脐突、腹壁静脉曲张（青筋显露）等症状。根据古人总结的经验，水肿见脐突、缺盆平、囊肿、唇黑、足心平等症者不治。患者神疲，纳差，脉弦细，正气不支。此时功补两难，处方虽然用大队利水消肿之品，也不过是勉尽人力。

张某，女，49 岁。住北法信。1989 年 3 月 13 日。初诊：

肝硬化 6 年。右胁痛，腹水，腹胀，尿少，腿肿。舌淡胖无苔。脉弦。

茯苓导水汤

7 剂。

1989 年 3 月 28 日二诊：

肿胀，小便不利，色黄，心烦。舌红。脉弦。

猪苓汤合五皮饮

6 剂。

【笺疏】对于肝硬化腹水病例，急则治其标。本案病例腹水，腹胀，尿少，腿肿，病急也。故处方用茯苓导水汤理气行滞，利水消肿。《医宗金鉴·水肿门》茯苓导水汤的药物组成有紫苏、陈皮、白术、木香、桑白皮、麦冬、赤茯苓、泽泻、木瓜、大腹皮、缩砂仁、槟榔，诸药用量相等。其煎服法为诸药制粗末，以灯心为引，水煎服。明《奇效良方·水肿门》亦载此方，药物组成与《医宗金鉴》相同，然其用量与煎服法有参考价值：赤茯苓、麦门冬、泽泻、白术各三两，桑白皮、紫苏、槟榔、木瓜各一两，大腹皮、陈皮、砂仁、木香各七钱半。诸药碎为粗末，每取半两，用水二盏，灯心草二十五根，煎至八分，去滓，空心服。如果病重，每次用药末五两，再加麦门冬二两，灯心草半两，以水一斗，于砂锅内熬至一大碗，再于小铫内煎至一大盏，五更空心服，滓再煎服，连进此三服，自然利小水，尿量一日比一日增多。《奇效良方》所载药方至少有两点值得学习：其一是病轻用小量，病重用大量，直至基本用量的近 7 倍之巨。其二，久煮，去滓重煎，以使药液浓缩。浓缩时要改用小铫，不可仍用大砂锅。铫是有柄的小烹器。如此则药液量虽少而药力较大，不至于加重身体的水负荷。

二诊时肿胀、心烦、小便不利、尿色黄、舌红，水热特征明显，结合初诊时的无苔，判断为阴虚水热互结，故用经方猪苓汤合五皮饮育阴，清热，利水。

陈某，男，29 岁。1987 年 8 月 24 日，初诊：

今年三月份发现肝硬化腹水，小便不利，咳嗽，腹胀如鼓，大便溏薄，腹围 86 公分。既往有再生障碍性贫血病史。西医诊断：肝硬化腹水，门脉高压。

薏米 30g	佛手 12g	香橼皮 12g	路路通 15g
王不留 15g	玉米须 30g	郁金 10g	蜣螂 10g
牡蛎 30g	茯苓 30g	大腹皮 10g	抽葫芦 10g
海藻 6g	木瓜 10g		

6 剂。

1988 年 6 月 27 日，二诊：

肝硬化腹水，住院治疗半年，腹水已退。刻下：小便不利，口渴喜凉饮，苦不眠，肝区隐痛，乏力。服双氢克尿噻、速尿、安体舒通利尿消肿。脉弦无力，苔腻。

麦冬 30g	花粉 12g	牡蛎 20g^{先煎}	鳖甲 15g
煅瓦楞 10g	海螵蛸 12g	云苓 50g^{先煎}	桑皮 10g
木瓜 10g	郁金 10g	木香 10g	砂仁 10g
苏叶 10g	大腹皮 10g	泽泻 15g	陈皮 10g
槟榔 10g	白术 10g	太子参 12g	

6 剂。

1988 年 7 月 4 日，三诊：

药后纳谷增，诸症皆轻，脉弦。

鳖甲 20g	生牡蛎 30g	海螵蛸 15g	土鳖虫 10g
煅瓦楞 15g	蜂房 5g	射干 10g	蜣螂 10g
桃仁 14g	茜草 10g	桂枝 3g	干姜 3g
柴胡 6g	赤芍 10g	王不留行 15g	路路通 15g
花粉 12g	陈皮 10g	砂仁 10g	云苓 40g
泽泻 15g			

1988 年 7 月 11 日，四诊：

药后证情稳定。近日失眠加重。

上方去桂枝、干姜，改砂仁 3g（后下）。仍服西药利尿剂。

10 剂。

1988 年 8 月 15 日，五诊：

最近纳呆，饮食减少。脉弦，舌腻。芳香化浊，健脾利湿。

藿香 6g	砂仁 9g	茯苓 16g	党参 10g
半夏 12g	木香 6g	白蔻仁 6g	白术 10g
炙草 6g	生姜 10g		

7剂。

【笺疏】肝硬化腹水为古称"四大难治症"风、痨、鼓、膈中的鼓胀。其病正虚邪实，主要病位在肝，主要累及三焦、肾、脾胃等器官，主要病机要素包括肝郁气滞、肝络瘀阻、水湿内停、阴虚血热，以及脾虚、肾虚等。本案反映师父治此病的一部分临床经验和用药习惯。如用王不留行、蛴螬、抽葫芦、玉米须、路路通、海藻及茯苓导水汤等利尿消肿，用土鳖虫、茜草、蜂房、牡蛎、鳖甲、海螵蛸、瓦楞子、射干、当归、芍药、川芎软坚散结，活血化瘀，用郁金、柴胡、槟榔、陈皮、佛手、香橼皮、木香、砂仁理气疏肝等。对于重症及顽固性肝硬化腹水，王不留行、路路通，尤其是蛴螬和抽葫芦，是他很常用到的几味药。王不留行能活血通络，利尿消肿；路路通能活络利水，很适合肝硬化腹水；因为肝硬化腹水总是伴有血瘀络阻。蛴螬亦能活血消肿，它的这一功能或许与降低静脉压力有关。抽葫芦利水而性质平和，可以适当大量应用。姜、桂合用的经验来自张仲景；姜、桂合用不仅能温脾祛寒，也能利水消肿，活血化瘀。

《金匮要略》说："见肝之病，知肝传脾，当先实脾。"对于失代偿肝硬化的治疗，常常也需要治脾；二诊用白术、太子参，五诊时用芳香化浊、健脾利湿方法，都体现出这一思想。

肝囊肿

刘某，女，55岁，住河北廊坊。1989年4月24日，初诊：

肝囊肿，腹胀，便溏，小溲频，夜尿多。

大腹皮 10g	冬瓜皮 15g	茯苓皮 15g	茵陈 15g
苍术 10g	厚朴 10g	车前子 10g^{包煎}	通草 10g
滑石 12g	枇杷叶 12g	紫菀 9g	

16剂。

【笺疏】肝囊肿是肝脏里面的小水囊，里面包裹着水液；囊壁上皮细胞不断向囊腔分泌水液，所以水囊有可能逐渐变大。故在有必要对肝囊肿采取治疗措施时，可以应用利水渗湿的方法。利水渗湿的中药都能引导组织间的液体向血液转移，然后经由肾脏排泄。利水渗湿方法可以作为治疗组织囊肿的一个基本方法。在此基础上，按照辨证论治的原则，结合应用相应的药物，寒者温之，热者清之，气虚者益气，血瘀者活血。本案病例肝囊肿而兼见腹胀、便溏、尿频、夜尿多等水湿之症，故处方用大腹皮、冬瓜皮、茯苓皮等利水渗湿药物，更加厚朴理气燥湿，加枇杷叶、紫菀宣肺利尿；此从水之上源施治，故本病例或有肺气失宣的某些症状亦可推知。

胆　囊

梁某，女，42 岁，住文化营。1987 年 2 月 23 日，初诊：

胆囊炎一年多，泛酸，两肋胀痛，胃脘嘈杂不适。失眠，靠安眠药睡眠。纳可，大便不爽。

柴胡 12g	黄芩 10g	半夏 12g	生姜 12g
黄连 6g	苍术 10g	厚朴 10g	陈皮 10g
竹茹 12g	枳实 10g	煅瓦楞 12g	茯苓 20g

6 剂，水煎服。

1987 年 3 月 2 日，二诊：

药后病情基本同前。近两日胃脘疼痛，口苦口干。

川楝 10g	元胡索 10g	金钱草 15g	香附 10g
柴胡 10g	黄芩 6g	大黄 1.5g	茵陈 15g
虎杖 12g	土茯苓 12g	片姜黄 10g	赤芍 10g

6 剂，水煎服。

1987 年 3 月 9 日，三诊：

胃痛已减，大便转调。脉沉，舌苔白。

柴胡 12g	黄芩 10g	大黄 1g	枳实 10g
香附 10g	郁金 10g	金钱草 20g	虎杖 15g
甘草 3g	白芍 12g		

6 剂，水煎服。

1987 年 3 月 16 日，四诊：

胃脘胀痛，夜寐欠佳，服药后病情无明显改善。

川芎 9g	香附 10g	苍术 10g	神曲 10g
栀子 6g	半夏 12g	生姜 12g	竹茹 12g
蒺藜 10g	钩藤 10g		

6 剂，水煎服。

【**笺疏**】本案病例病史胆囊炎一年多，见泛酸、两肋胀痛、胃脘嘈杂不适等，故辨证为肝胃不和。胆主疏泄，其疏泄失职则可能大便不爽。处方用柴平煎两和胆胃。以其人失眠，故更用黄连温胆汤化痰清热，安神促眠。两方合用，亦具柴苓温胆汤之实。处方既然用化痰清热之法，我认为本案病例当见若干痰热表现，如形体盛、舌苔腻、舌质红、脉弦滑数等。平胃散的主要功能是祛除胃腑湿气。师父在用平胃散时，也一定诊得舌苔湿腻，甚至舌苔厚腻。

患者服药后病情未见显著变化。近两日胃脘疼痛，口苦口干。考虑到病在胆胃，邪实之证，用疏泄之法不效，则当改用通泄。这是因为胆与胃都属于腑，而腑以通为用。初诊处方之所以未能产生显著疗效，可能是由于其通腑泄浊的力量不够。故二诊转方用大柴胡汤合茵陈蒿汤之意，不过未用全其药味。另外再增用金钱草、虎杖等。用柴、芩、香附、金钱草、虎杖、片姜黄、茵陈、赤芍、土茯苓、大黄疏泄胆胃，清热利湿，更合用金铃子散理气通络，活血止痛。

三诊时见患者服药后胃痛已减，大便转调，脉沉，舌苔白，故仍守前法，用大柴胡汤意，加金钱草、虎杖、香附、郁金，以疏肝利胆，清利湿热。其中香附、郁金是师父治疗肝胆气滞血瘀经常应用的一组对药，其配伍意义及功能主治与颠倒木金散相近。由于三诊处方的药力不及二诊处方，故未能产生明显疗效，病情无明显改善，仍胃脘胀痛，夜寐欠佳。不过师父此时考虑到已经两次应用大柴胡疏通少阳阳明，而未见理想疗效，那就应该改变治疗方向，所以他转方用越鞠丸加白蒺藜、钩藤疏泄肝胆，用小半夏汤加竹茹化痰和胃。胃不和者卧不安，故化痰和胃亦可望获得安神促眠的效果。

本案前后四诊，紧抓肝胃的病变部位，针对气滞、痰湿、热郁的基本病机要素用药，一以泻实解郁为治，前后用方虽有变化，但治法是一以贯之的。

周某，男，成年。1989 年 4 月 29 日，初诊：
胆结石，口苦，厌油腻，鼻衄，舌暗苔润，脉弦。肝胆湿热凝结。

丹皮 10g	赤芍 15g	大金钱草 30g	虎杖 16g
茵陈 15g	柴胡 6g	山楂 10g	海金沙 12g
鱼腥草 10g	川楝 10g	内金 10g	草河车 12g
土茯苓 12g	大小蓟各 15g		

7 剂。

1989 年 5 月 8 日，二诊：

柴胡 12g	黄芩 10g	茵陈 15g	半夏 10g

| 生姜 12g | 虎杖 12g | 大黄 1.5g | 枳实 10g |
| 鱼腥草 10g | 大金钱草 30g | 海金沙 10g | 青陈皮各 10g |

7 剂。

1989 年 5 月 22 日，三诊：

右胁痛，乏力，舌暗苔白，脉弦。

小柴胡汤加大金钱草、虎杖。

7 剂。

1989 年 6 月 12 日，四诊：

药后症减，小便涩而不利。

枳实 10g	香附 10g	海金沙 10g	大金钱草 30g
白芍 12g	郁金 10g	虎杖 15g	土茯苓 15g
栀子 10g	大黄 1.5g	萹蓄 10g	瞿麦 10g
片姜黄 12g	桔梗 10g	柴胡 14g	黄芩 9g
茵陈 12g			

7 剂。

【笺疏】在中医看来，胆结石是由肝胆湿热凝结而成。胆结石而脉症见口苦、厌油腻、鼻衄、苔润、脉弦，十分清晰地显示为肝胆湿热。故初诊、二诊处方均用以大金钱草为主的疏泄肝胆、清利湿热的大队药物，三诊时转方用小柴胡汤加大金钱草、虎杖。与初诊和二诊处方相比，三诊处方减小了疏泄清利的药力，增加参、草、枣益气扶正。四诊时见症状减轻，但小便涩滞不利，于是放弃三诊处方兼扶正气的治疗，又回到以疏泄清利为主的治法，用大队的利湿通淋的药物，亦用柴胡、枳实、芍药、香附等疏肝利胆，理气行滞。

李某，女，成年。1989 年 4 月 24 日，初诊：

胆结石病史，胸部至咽干、咳、疼，口干渴，大便少、干。舌红无苔，脉弦。

| 麦冬 30g | 半夏 10g | 太子参 12g | 炙甘草 6g |
| 粳米 15g | 大枣 5 枚 | | |

7 剂。

【笺疏】如前所述，胆结石为肝胆湿热凝结而成。本案胆结石而见胸部至咽喉干燥、咽痛、干咳、口干渴、大便少而干、舌红无苔等阴虚之象，脉弦，故不得墨守治胆结石的疏泄肝胆、清利湿热的常法，不犯虚虚之戒，改用《金匮要略》麦门冬汤养阴益气。或有人问曰：本方能治胆结石乎？我曰本方可能并不能治胆结石。又问曰：既然不能治胆结石，那为何竟用此方？我反问曰：患者目前所苦者是胆结石吗？不是。患者目前所苦者是阴虚燥热引起的胸部至咽喉干燥、咽痛、干咳、口干渴、大便少而干。此时医者当权衡疾病的缓急先后，先滋阴润燥，以治患者当前所苦。

高某，女，38岁。1987年5月4日，初诊：

两年前诊断为胆结石，后未再检查。迩来胁胀，背痛，纳尚可，溏便，日再行，月经量少。

柴胡 12g	黄芩 10g	半夏 12g	生姜 10g
金钱草 20g	虎杖 15g	土茯苓 15g	海金沙 10g^{包煎}
滑石 10g	炙草 9g	党参 6g	泽兰 10g
红花 10g			

6剂。

1987年5月11日，二诊：

胆石症，症状明显减轻，溲黄。

花粉 10g	滑石 10g	寒水石 10g	生石膏 10g
双花 10g	竹叶 10g	虎杖 12g	海金沙 10g^{包煎}
茵陈 12g	金钱草 20g	柴胡 6g	黄芩 6g
甘草 6g			

10剂。

【笺疏】胆结石的西医诊断对于本案立法处方有重要的参考价值。既已确定为胆结石病例，故胁胀、背痛二症即可确认为由胆囊结石所致。故治之当疏泄肝胆、清利湿热。由于患者便溏且日再行，月经量少，遂知其脾胃气虚，故处方用小柴胡汤为基本方，并遵《伤寒论》第96条加减法，去大枣之壅，不过未加牡蛎，而是加金钱草、海金沙、虎杖、土茯苓、滑石清热利湿。由于还有背痛、月经量少的情况，故更加泽兰、红花活血通络止痛。

二诊时症状明显减轻，仍用清利肝胆湿热方法，守方进退。可能患者诉口干、口渴，故去半夏、生姜，加天花粉生津润燥。处方中出现了滑石、寒水石、生石膏；师父用此三石，率多以口渴、舌苔腻或厚腻为依据。

万某，女，37岁。住昌平县。1986年11月10日，初诊：

胆结石术后一年半。近一月来胁痛，小便偏细。舌边尖红，苔薄黄，脉弦。

B 超显示肝胆管结石。

柴胡 12g	黄芩 9g	半夏 10g	生姜 10g
茵陈 12g	虎杖 12g	金钱草 20g	海金沙 6g^{包煎}
滑石 12g	青黛 6g^{包煎}	土茯苓 12g	苍术 4g
片姜黄 10g			

6 剂。

1986 年 11 月 17 日，二诊：

症状减轻，胁痛减轻。苔黄。

柴胡 12g	黄芩 10g	半夏 10g	生姜 10g
苍术 10g	厚朴 10g	陈皮 10g	茵陈 15g
金钱草 30g	虎杖 15g	滑石 12g	青黛 6g^{包煎}
土茯苓 12g			

7 剂，间日 1 剂。

1986 年 12 月 1 日，三诊：

胁痛已轻，舌红苔白，口涎多。

柴胡 12g	黄芩 9g	半夏 12g	生姜 12g
陈皮 10g	虎杖 15g	金钱草 30g	炙草 6g
白芍 10g	桂枝 6g	土茯苓 10g	滑石 12g

6 剂。

【笺疏】胆结石之病的基本病机是肝胆郁滞，湿热停滞乃至于凝结为石。故对于胆结石的治疗就应当疏肝理气，清热利湿，利胆消石。本案初诊处方以小柴胡汤为基本方，去人参、甘草、大枣，不欲用此三物补虚；加虎杖、金钱草、海金沙、滑石、片姜黄利胆化石。金钱草、海金沙、虎杖是师父常用以治疗胆道结石和尿路结石的 3 味药物。虎杖具有良好的清热利湿、散结消石的功能；它不仅能用于泌尿系结石，亦可以用于胆道结石，其清热利湿通淋的效果很好。

二诊增加虎杖、茵陈、金钱草、苍术的用量，减去海金沙、片姜黄，另加辛苦温之陈皮、厚朴。如此加减，即增强了处方化湿利尿、散结消石的药力。之所以要求间日 1 剂，我推测是因为师父已经观察到脾气虚寒的端倪，只是未暇讲出，跟诊学生因此也未记录在案。或者还有一种可能，那就是患者在二诊时诉说服了初诊处方药物之后，感觉腹部有一些许不舒服，那说明脾虚不能耐受寒凉药物。采用间日服药 1 剂的措施，目的是减半药量。此从三诊情况得到佐证。三诊时出现其口多涎的表现，这是脾虚寒饮的现象。故三诊处方加了一味桂枝；桂枝与姜、夏相伍，可以温中散寒而化饮。

师父用金钱草总是要特别说明用大金钱草；大金钱草就是大叶金钱草。另有一种金钱草名为小金钱草。大金钱草为报春花科植物过路黄的全草，小金钱草是旋花科植物马蹄金的全草。大叶金钱草和小叶金钱草的药性都属于微寒。小金钱草微苦，大金钱草微甘。二者俱归肝、胆、肾、膀胱经，都有利尿通淋、除湿退黄、消肿解毒的功能，常用于胆结石、肾结石、尿路结石、黄疸、水肿等病证的治疗。大金钱草利湿通淋、清热肝胆膀胱湿热的作用为优，小金钱草清热解毒消肿的功能为优。大金钱草味微甘，故利湿通淋的作用平和，不容易损伤正气。

海金沙为海金沙科植物海金沙的干燥成熟孢子，呈棕黄色或浅棕黄色的粉末，质地甚轻，故处方用量不大，且要求包煎。海金沙具有清热利湿、通淋排石的功能。

贺某，女，33 岁。住顺义县城。1986 年 9 月 15 日，初诊：

胆结石，胃脘胀满，苔腻。

柴胡 10g	黄芩 6g	茵陈 12g	凤尾草 12g
滑石 12g	金钱草 16g	虎杖 10g	土茯苓 12g
茯苓 15g	甘草 6g		

6 剂。

1986 年 9 月 22 日，二诊：

腻苔退，腹胀轻。

上方改金钱草 20g、虎杖 15g。

6 剂。

【笺疏】本案病例虽然胃脘胀满，但师父并不从胃肠施治，而是从肝胆施治。之所以如此，是因为影像学检查显示胆囊内存在结石。如此看来，患者之所以感到胃脘胀满，那是因为肝胆疏泄不及，以致水湿郁滞，胃肠气壅。处方用柴胡解毒汤去草河车，加滑石、金钱草、虎杖、茯苓清热利胆，通腑消石。柴胡解毒汤不仅能用于急慢性肝炎，由于该方是通过清利肝胆湿热发挥抗肝损伤、抗病毒的作用，故也可以用于肝胆湿热所致其他肝胆病证，包括胆结石等的治疗。由于本病例并非病毒感染性肝炎，或者由于病在气分而不在血分，故不用草河车清热凉血。二诊时见腻苔已退，腹胀减轻，基于效不更方的道理，故守方加金钱草、虎杖，以加强利胆消石的力量。

刘某，男，25 岁。1986 年 12 月 8 日，初诊：

右胁疼痛，口苦，便干，厌油腻，脉弦。西医诊断：胆囊炎。

柴胡 12g	黄芩 10g	白芍 12g	枳实 10g
半夏 12g	生姜 12g	大黄 3g	茵陈 15g
虎杖 12g	川楝子 9g	元胡 9g	青陈皮各 6g

6 剂。

【笺疏】本案病例即使在没有西医诊断胆囊炎的情况下，完全按照中医传统方法进行辨证论治，也应该疏泄肝胆气机，清热利湿，通络止痛。右胁疼痛反映肝胆络脉阻滞不通，口苦反映胆胃热气上逆，大便干反映胆胃与肠道之气不能通降，厌油腻反映湿热在于胆与胃腑。故处方以治疗胆胃气火交郁的大柴胡汤为基本方，去大枣之甘壅，加茵陈、虎杖清热利湿，更加金铃子散、青陈皮疏肝理气，通络止痛。

胁 肋

李某，女，20岁。住大营村。1986年11月3日，初诊：

左胁下痛，牵引前阴三月余，加重三天。平常带多且黄，月经正常。便干。
B超：泌尿系结石。舌淡，脉沉滑。

柴胡 12g	黄芩 10g	川楝子 10g	冬瓜仁 30g
薏米 30g	金钱草 15g	鱼腥草 10g	丹皮 12g
桃仁 14g	大黄 4g	白芍 12g	元胡 10g
枳实 10g			

4剂。

1986年11月10日，二诊：

三天前腹痛发作，入院途中自止，化验正常。

柴胡 12g	黄芩 10g	金钱草 20g	虎杖 12g
土茯苓 12g	白芍 30g	炙甘草 9g	茯苓 12g

6剂。

1986年11月17日，三诊：

疼痛减轻，溲黄，大便一日一行。

柴胡 12g	黄芩 10g	半夏 12g	生姜 12g
大金钱草 30g	虎杖 15g	海金沙 9g^{包煎}	
赤白芍各 10g	炙甘草 6g		

7剂，间日1剂。

1986年12月1日，四诊：

痛已止，唯左少腹时感不舒，苔薄滑，质淡。

柴胡 10g	黄芩 10g	半夏 10g	生姜 10g
党参 6g	炙草 6g	金钱草 30g	虎杖 15g
滑石 12g	海金沙 10g^{包煎}	土茯苓 12g	
赤白芍各 10g	川芎 3g		

6 剂。

1986 年 12 月 8 日，五诊：

少腹不舒证缓，溲时黄，大便二日一行，纳可眠佳。

| 虎杖 16g | 大金钱草 30g | 海金沙 10g^{包煎} | 滑石 12g^{打碎} |

虎杖 16g　　　大金钱草 30g　　海金沙 10g^{包煎}　滑石 12g^{打碎}

柴胡 12g　　　黄芩 6g　　　　半夏 10g　　　　生姜 10g

川楝 6g　　　　元胡 6g

6 剂。

1986 年 12 月 15 日，六诊：

疼痛已缓，溲黄，舌胖大。

大金钱草 30g　　虎杖 15g　　　海金沙 9g^{包煎}　滑石 12g

川楝子 9g　　　元胡 9g　　　　川芎 3g　　　　赤芍 10g

12 剂。

【笺疏】左胁下痛，牵引前阴三月余。肝胆病变常表现在胁肋，胁肋症状多为肝胆病变的反映。肝居于右而行气于左。又肝经绕阴器，入小腹；膀胱与泌尿道之病，经带之病亦多与肝经肝脏有关。故本案病例见膀胱结石，平时带多且黄，也就重点治肝。便干者，阳明胃肠实也。脉沉滑者，实也。舌淡者，水郁也。处方用大柴胡汤、大黄牡丹皮汤、金铃子散合方。大柴胡汤、大黄牡丹皮汤疏泄肝胆胃肠，疏泄中下二焦，泻热活血逐瘀。由于并不见胃气上逆症状，邪气实而正不虚，故去大柴胡汤中的姜、夏、大枣而不用。金铃子散疏肝理气，活血止痛。加薏苡仁、金钱草、鱼腥草利尿排石。大黄牡丹皮汤本来有芒硝，本处方去而不用；不过吾意芒硝具有良好的软坚化石、利尿消石功能，以不去为宜。

患者服药 4 剂时，发生明显的腹痛，我考虑这是药物攻逐中下二焦邪气的反应，或许也是膀胱结石移动位置的反应，故疼痛在前往医院的途中自止。3 天后复诊，仍守初诊治疗方向，用柴胡、黄芩、金钱草、虎杖、土茯苓、茯苓疏泄中下二焦，利尿排石，用白芍甘草汤缓急止痛。

药后胁痛、腹痛减轻。病减药减；故守初诊治法，用小柴胡汤去参、枣，加大金钱草、虎杖、海金沙、赤白芍利尿排石，仍用芍药甘草汤缓急止痛。间日 1 剂，也是减少减量的一种做法。四诊时疼痛已止，唯左少腹时感不舒。病证已经缓解，而且疏泄中下二焦的治疗已经实施 3 周，当下苔薄白，舌质淡，不见明显的邪气现象，故处方用小柴胡汤，但去大枣之壅，不去参、草，目的是一面疏泄气机，一面适当扶助正气。此外仍用金钱草、虎杖、滑石、海金沙、土茯苓、赤白芍、川芎利尿排石。

五诊时少腹不舒减轻，大便两日一行，纳可眠佳。仍守前法，用小柴胡汤，仍去参、枣，合金铃子散疏肝理气，活血止痛，仍用虎杖、大金钱草、海金沙、滑石利尿排石。六诊时不再用小柴胡汤，加川芎、赤芍行气活血，由柴胡汤之侧重治气，转为芎、芍之侧重治血。

本案处方用大金钱草较多。如前所述，金钱草分小叶金钱草和大叶金钱草；两种金钱草皆性微寒，味甘、咸，归肝、胆、肾、膀胱经，都具有利水通淋、除湿退黄、解毒消肿的功能。师父偏爱用大叶金钱草，简称大金钱草。他认为大金钱草利水通淋的功能更胜一筹，且其性质更为平和。

李某，男成。住顺义。1989 年 6 月 19 日，初诊：

脉弦偏沉，舌苔白。胁与胸窜痛，心中烦躁。证属肝气不舒，疏泄不利，气血之行受阻，是以疼痛。治当疏肝活络为法。

柴胡 15g	香附 10g	延胡 10g	佛手 12g
黄芩 6g	当归 12g	郁金 10g	片姜黄 12g
茵陈 12g	茜草 10g	白芍 12g	川楝 10g
陈皮 10g	凤尾草 12g		

7 剂。

1989 年 7 月 3 日，二诊：

口苦，胁胸窜痛减轻。效不更方，继服上方 7 剂。

1989 年 7 月 10 日，三诊：

见效。

小柴胡汤加知母 9g、黄柏 9g。

7 剂。

1989 年 7 月 24 日，四诊：

胸中隐作痛，失眠，肝区不适。脉弦，按之无力；舌苔白腻。

6 月 19 日方

7 剂。

6 月 19 日方加炒枣仁 15g、知母 6g、川芎 6g。

7 剂。

1989 年 8 月 7 日，五诊：

多梦，肝区之疼见缓。

丹皮 10g	柴胡 14g	白芍 12g	白术 10g

凤尾草 15g   栀子 10g   当归 10g   茯苓 15g

茵陈 15g   苍术 3g

7 剂。

1989 年 8 月 14 日，六诊：

右胁疼痛，掣及上下，牵引至睾丸。脉弦。

川楝 12g   延胡 10g   刘寄奴 10g   茜草 10g

土元 10g   皂角刺 10g   海螵蛸 15g   青木香 10g

当归 10g   赤芍 12g   柴胡 14g   香附 10g

7 剂。

【笺疏】本案初诊处方为刘老自制的柴胡止痛汤与柴胡解毒汤合方化裁而成，我推测病例是一位肝炎患者。肝经过胸胁；肝炎病例而见胁胸窜痛，这基本上就可以断定为"肝气不舒，疏泄不利，气血之行受阻"之病。不通则痛，是以疼痛。肝主风，窜痛说明兼有肝风。师父常把这样一种性质的窜痛称为"肝气窜"，通常都是投柴胡桂枝汤。心中即胸中部位的下方，位于胃脘之上；其下方即称为"心下"。心中烦躁为郁热内扰所致。治之当疏肝活络，清热除烦，用柴胡止痛汤与柴胡解毒汤合方化裁。柴胡活络汤的组方特点是以疏肝理气药物，如柴胡、香附、川楝子等，配伍大队活血通络之品，如延胡索、当归、白芍、郁金、片姜黄、茜草、红花。吴鞠通治疗胁肋疼痛有通肝络之法，亦用大队疏肝理气、活血通络药物，如苏子、旋覆花、茜草、红花、降香、片姜黄、郁金、延胡索、川楝子、当归、芍药、川芎等；两方具有异曲同工之处。

二诊时胁胸窜痛减轻，其人口苦。口苦者，肝胆之火也。效不更方，故守上方续处 7 剂。三诊时病情进一步减轻。此时考虑到疏肝通络法已用两周，病情已经明显减轻，故转方用小柴胡汤加知母、黄柏清泻内热。小柴胡汤与柴胡止痛汤相比，小柴胡汤只有气分用药，没有血分用药，所以小柴胡汤的主症有胸胁苦懑，而无胸胁疼痛。如果见有疼痛，那就应当加用血分药物。另外，小柴胡汤有参、草、枣三物，能益气扶正。补充说明一句，从病历看不出加知母、黄柏的依据，我推测可能患者补诉近日出现遗精。

在放松活血通络的治疗，改用小柴胡汤疏理气机之后，胸胁部位的症状出现反复，胸中隐痛，肝区不适。故四诊时回头仍用 6 月 19 日处方。由于患者失眠明显，其脉弦而无力，故加炒枣仁、知母、川芎，此合用《金匮要略》治"虚烦不得眠"的酸枣仁汤之意。

五诊时胁胸不舒及失眠好转，转方用丹栀逍遥散疏肝理气，养血和血。此可以理解为是在"病减药减"的施治原则下，对 6 月 19 日方的减药应用。加凤尾草、茵陈、苍术以清热祛湿，凉血保肝。时在夏日，时令之湿气或重，且上诊病历有苔白腻的记载，故有如此加味。

加味逍遥散的活血通络之力毕竟不如柴胡止痛汤，故服药虽过 7 剂，不仅胁痛未减，而且右胁疼痛掣及上下，牵引至睾丸。故六诊时守疏肝理气、活血通络之法，适当变化处方，改用刘寄奴、土鳖虫、皂角刺、海螵蛸、青木香五物理气行滞，活血止痛。在用某方有效，但继续用该方时疗效下降的情况下，如果不需要改变治法，那么可以考虑变换相同功能的药方，或变换部分药味，这样常常可以保持疗效。

蔡某，女，40 岁。住平谷。1988 年 11 月 28 日，初诊：

右侧胁上连乳腺作痛，泛恶而饮食不往下走，大便干。月经尚调。脉沉，舌苔水滑。肝胆气郁，阳旺胃逆，六腑以通为顺，今腑气不利则有以上诸症出现。大柴胡汤主之。

柴胡 15g	半夏 15g	枳实 10g	竹茹 15g
大黄 3g	黄芩 10g	生姜 15g	白芍 10g
陈皮 12g	大枣 5 枚		

6 剂。

【笺疏】右胁疼痛，上连乳腺作痛，此肝胆经之病也。胆肝气郁，木气偏旺，克犯胃土，则胃气上逆，故恶心欲吐，胃脘痞胀，大便干。本案处方用的是大柴胡汤。这里有一个疑问：既然见恶心、心下痞胀、脉沉、舌苔水滑的病证，为何刘老不从水饮上冲论治，采用苓桂剂？即使由于同时见右胁疼痛、上连乳腺作痛，说明存在肝胆气郁的病变，仅仅用苓桂剂有所片面，那怎么不用柴苓汤，即用小柴胡汤与五苓散合方？笔者认为本案之脉沉，必沉而有力，而不是沉弦细少力，患者其人必形气俱实，胃肠壅实较甚。病历文字中有"阳旺"二字，这说明本案不仅肝胆气郁，而且因为气郁，已经产生了较重的内热，病从阳明燥化。此非柴苓汤所能疗，必须用大柴胡汤，以治其气火之交郁。如果本案仅见有恶心欲吐，胃脘痞胀，大便干，而无右胁疼痛，上连乳腺作痛，那就说明只存在阳明病变，不存在少阳病变，则用小承气汤加味可也，无须用大柴胡汤。

由此看来，舌苔水滑虽然多见于水气上冲之证，水气上冲多由于心脾阳虚，下焦水寒之气上冲，但是也可以见于肝郁气滞病证。气滞则水停聚，肝逆则水上冲；其理可通。

安某，男，31 岁。1988 年 5 月 16 日，初诊：

肝区痛，喜呕，大便稀溏，日行一次，后背痛。B 超提示肝右叶下前侧见 8cm×9cm 强回声影，右叶肝内胆管结石。

柴胡 12g	黄芩 6g	茵陈 12g	凤尾草 12g
川楝子 10g	元胡 10g	片姜黄 12g	白芍 12g
川芎 6g	牡蛎 12g	炙甘草 6g	茜草 10g
金钱草 20g	虎杖 12g	半夏 10g	生姜 10g

6 剂。

1988 年 5 月 23 日，二诊：

呕减，肝区痛同前。脉弦，苔腻，肝胆湿热，大便溏。

四川大金钱草 30g	虎杖 16g	鸡内金 12g	海金沙 10g^{包煎}
川楝子 10g	元胡 10g	片姜黄 12g	茵陈蒿 15g
柴胡 12g	黄芩 6g	鱼腥草 10g	

水煎服，6 剂。

1989 年 1 月 23 日，三诊：

右侧胁痛，脉弦责责。

川楝 12g	延胡 10g	片姜黄 12g	当归 10g
茜草 10g	赤芍 15g	柴胡 12g	茯苓 12g
青陈皮各 10g	茵陈 12g	凤尾草 12g	土元 10g
泽兰 10g			

7 剂。

1989 年 1 月 29 日，四诊：

脉弦细，舌苔腻。胃脘痞胀，两胁作痛，湿困阳阻，肝不疏泄。

苍术 10g	厚朴 15g	陈皮 12g	半夏 12g
生姜 12g	柴胡 12g	川楝 12g	延胡 10g
片姜黄 12g			

12 剂。

1989 年 2 月 13 日，五诊：

柴胡 14g	赤白芍各 10g	生姜 12g	丹皮 10g
片姜黄 12g	枳壳 9g	黄芩 8g	半夏 12g
竹茹 12g	丹参 15g	川楝 12g	陈皮 10g

12 剂。

【笺疏】本案病例肝胆气滞血瘀的病机是清晰的，治宜疏肝理气，活血止痛、利胆消石，处方以刘老自制柴胡止痛汤合经方小半夏汤为基本方。小半夏汤化痰降逆、和胃止呕。牡蛎软坚散结，加金钱草、虎杖利胆消石。二诊时但见呕减，肝区痛同前。苔腻，便溏，故二诊处方重点治肝胆湿热。用金铃子散、片姜黄活血通络止痛。片姜黄既能活血，亦能行气，具有利胆消石功能。三诊时右胁疼痛不减，脉弦责责。责责者，急劲貌。脉弦劲紧急，毫无柔和之象，此肝之真脏脉象也。

《素问·玉机真藏论》："真肝脉至，中外急如循刀刃，责责然如按琴瑟弦。"见此脉象，预后不良。姑且用疏肝理气、活血通络之法，以延缓生命，减轻痛苦。四诊时根据舌苔腻，胃脘痞胀，判断为湿困气机，阳气阻遏，肝失疏泄，姑用平胃散合二陈除湿消痞，用金铃子散活络止痛，并加柴胡、片姜黄以助之。药味简单、平淡，对症治疗，减少痛苦而已。

五诊病历未记录病情，从处方看，所用仍是疏肝理气、活血通络方法，处方为柴胡汤四味（柴胡、黄芩、半夏、生姜）合四逆散加川楝子疏肝理气，合温胆汤化痰散结，更加片姜黄、丹参、牡丹皮活血止痛。

曹某，女，43岁。住通县范庄。1987年12月14日，初诊：

右胁痛，胃脘胀满，大便干，自觉身热，月经提前20天。1987年12月11日查肝功正常，澳抗阳性。

丹皮 10g	栀子 10g	柴胡 12g	白芍 15g
当归 10g	云苓 15g	白术 10g	薄荷 3g 后下
生姜 3g	郁金 9g	香附 9g	地骨皮 10g
炙草 6g			

水煎服，6剂。

【笺疏】本案病例为乙肝病毒感染，其肝功正常，见右胁疼痛、胃脘胀满、大便干、自觉身热、月经提前等证，很明显为肝郁气滞、肝胃不和、肝络不畅、郁热内生之证。故处方以经典名方丹栀逍遥散为基本方，并加郁金、香附对药，以理气活络止痛，更加地骨皮以治自觉身热。

庚某，男，45岁。1987年12月28日，初诊：

肝区隐痛二年余。1987年8月10日报告澳抗阳性。大便溏薄，日再行。纳不香，眠差。

| 柴胡 12g | 黄芩 10g | 干姜 9g | 桂枝 9g |
| 炙草 9g | 牡蛎 30g | 花粉 10g | |

7剂。

【笺疏】乙肝病毒感染，肝区隐痛，此肝郁气滞也。大便溏薄且日行两次，纳不香者，脾胃虚也。观处方用经方柴胡桂枝干姜汤，则知师父的辨证结果为肝热脾寒。既曰肝热脾寒，则本案病例还可能见有口苦或口渴，或见脉弦滑、舌红等肝胆热证症状，同时也见手足不温、小便不利等脾寒证症状。在口苦、口干渴的同时，如果面色黄白不华，或者面赤、目赤而便溏、肢冷，都是肝热脾寒、上热下寒的表现。师父用柴胡桂枝干姜汤时，常常会加茯苓利尿。本案处方未加茯苓，可能未见小便不利。

王某，男，48岁。1986年12月1日，初诊：

两胁胀痛，食后尤甚。干呕时作，后背窜痛，夜不安寐。心下痞，大便溏泄，日二三行。

| 半夏 15g | 干姜 10g | 黄连 10g | 黄芩 6g |
| 党参 10g | 炙草 10g | 大枣 7枚 | |

6剂。

1986年12月8日，二诊：

腹胀，便溏，胁痛。

| 柴胡 12g | 黄芩 10g | 牡蛎 30g | 炙草 10g |
| 花粉 12g | 干姜 8g | 桂枝 10g | |

6剂。

【笺疏】本案初诊处方根据心下痞、喜呕、大便溏泄日二三行，投半夏泻心汤。胃不和则卧不安，既已用半夏泻心汤和胃，则睡眠改善的疗效可期，毋庸更加它药。处方似乎未针对两胁胀痛、后背窜痛用药，且胁痛仍用大枣7枚。二诊腹胀、便溏、胁痛，肝脾同病，处方用疏泄少阳、温中理脾的柴胡桂枝干姜汤。前后二方均用原方药味。

李某，男，34岁。1987年9月14日，初诊：

两胁胀满，肢倦，哕。尿黄，便调。脉弦。

| 柴胡 15g | 黄芩 10g | 半夏 12g | 生姜 12g |
| 茵陈 12g | 凤尾草 12g | 枳实 10g | 白芍 10g |

川楝 10g	香附 10g	栀子 10g	炙甘草 6g
牡蛎 30g			

6 剂。

1987 年 11 月 23 日，二诊：

药后诸症悉减。近来饮酒太过，腹胀，余症复起。脉弦舌红。

柴胡 15g	栀子 10g	黄芩 10g	川楝 10g
元胡 10g	香附 10g	枳实 10g	大腹皮 10g
半夏 10g	生姜 10g	陈皮 10g	凤尾草 12g
茵陈 12g	郁金 10g		

6 剂。

【笺疏】两肋胀满、肢倦、哕、尿黄、脉弦，在这几个脉症之外，病历没有记录其他病证。仅凭这几个脉症虽然难以确定全面的病机，但有一点可以基本确定，这就是胆胃壅郁。两肋胀满、脉弦者，胆郁也；哕者，胃气郁而上逆也。胆与胃皆属于腑，腑以通为用。郁者不通。患者为青壮年，当形气俱实。故处方用大柴胡汤为基本方，去大黄、大枣。大柴胡汤有两种药味组成，一有大黄，一无大黄；故去大黄仍为大柴胡汤。方中的枳实、芍药亦能疏通胆胃。柴胡也能疏通胃肠，《神农本草经》载柴胡"主肠胃结气"。加牡蛎，属于《伤寒论》第 96 条柴胡汤的一种用法。"胁下痞硬者，去大枣，加牡蛎。"加茵陈、凤尾草、栀子、川楝子、香附、甘草，目的是疏肝理气，清热祛湿，解毒保肝。我揣度本案病例具有肝炎病史。凤尾草性凉，味微苦，归肝、肾、大肠经，具有清热利湿、凉血止血、消肿解毒等功效，常用于痢疾、肠炎、黄疸型肝炎、吐血、便血、尿血等病证的治疗。师父认为凤尾草清热祛湿，解毒保肝，祛湿而不伤阴，在治疗肝病时常用。药后诸症悉减。然两个月后因为饮酒太过，以致腹胀诸症复起，脉弦舌红，故二诊仍守上方，药味略有增减。

孙某，男，50 岁，住河北廊坊。1987 年 2 月 23 日，初诊：

右侧肋痛，放射至背部，时而自觉该处皮肤发热；肢倦乏力，纳可，口苦，眠不实，梦多。生化检查未见明显异常。CT 显示肝血管瘤。褐腻苔，质红，脉弦。

柴胡 12g	赤白芍各 15g	黄芩 10g	茵陈 15g
凤尾草 15g	芦根 15g	土茯苓 12g	草河车 10g
滑石 12g	寒水石 10g	生石膏 12g	丹皮 12g

6 剂，水煎服。

1987 年 3 月 23 日，二诊：

右胁隐痛、灼热，胁痛引背，口干，夜寐不宁，褐苔转腻。

龙胆草 10g	栀子 10g	茵陈 15g	竹叶 10g
双花 10g	滑石 15g	寒水石 10g	生石膏 10g
苍术 9g	柴胡 9g	黄芩 9g	菖蒲 12g
佩兰 9g	通草 10g	丹皮 12g	白芍 12g

12 剂，水煎服。

【笺疏】右侧肋痛，放射至背部，时而自觉该处皮肤发热，从右胁部位来看，病变在于肝胆。口苦、脉弦是肝胆病变的大概率脉症。CT 显示肝血管瘤，这一影像学检查结果对于中医辨认肝胆病具有一定的意义。肢倦乏力，眠不实，梦多，这三个症状不具有特异性诊断价值。褐腻苔，舌质红，这是湿热的特征。故辨证结果为肝胆湿热，处方用师父自制"三石柴胡解毒汤"化裁。该方药物组成为柴胡、黄芩、茵陈、生甘草、土茯苓、草河车、凤尾草及三石（生石膏、滑石、寒水石），其主要功能为清利肝胆湿热，凉血解毒。加赤白芍、牡丹皮以加强清热凉血之力，加芦根以清热利湿。去生甘草者，以舌褐腻，湿热较盛。褐色即深棕色，赭色，反映热重。其所以不用柴胡解毒汤，而用三石柴胡解毒汤者，正因为有此舌象。

二诊右胁疼痛减轻，转为隐痛，但仍有灼热感，亦牵引至背部。舌苔之褐色也大体褪去。治疗虽然获效，但湿热犹重。效不变法，效不更方，故仍守上方三石柴胡解毒汤，减去土茯苓、草河车、凤尾草、赤芍，并从治疗肝胆湿热经典名方之龙胆泻肝汤借来龙胆草、栀子，另加金银花、苍术、竹叶、佩兰、菖蒲。如此加减是为了从兼治血热，转为重点清除气分湿热。土茯苓、草河车、凤尾草三物既能清热除湿，亦能入血分而清热凉血；赤芍亦为血分药，能清热凉血；而龙胆草、栀子、金银花、苍术、竹叶、佩兰、菖蒲诸物的主要功能是清利湿热，芳化去湿。

三石柴胡解毒汤与龙胆泻肝汤、当归龙荟汤相比，清热肝胆湿热的功能相近，然三石柴胡解毒汤的寒性突出，其苦味并不极端，后两方既甚寒且甚苦。故应用三石柴胡解毒汤时，不担心苦寒败胃；较长时间应用也无败胃之虞。但龙胆泻肝汤、当归龙荟汤则否。

宁某，男，35 岁。住昌平县。1988 年 7 月 4 日，初诊：

胁肋胀、身沉重 6 年。6 年来两胁及胃脘胀满，周身疲倦、沉重无力，时重时轻。恶风，大便尚调。肝功检查结果：谷丙转氨酶 195 单位。脉弦，苔薄白。肝胆气机不利，营卫不和。

柴胡 12g	黄芩 10g	半夏 12g	生姜 12g
党参 6g	炙草 6g	桂枝 10g	白芍 10g
大枣 6 枚			

7 剂，水煎服。

1988 年 7 月 11 日，二诊：

恶风大减，余症亦轻。脉弦，舌薄白。

柴胡 14g	黄芩 10g	半夏 12g	生姜 15g
党参 6g	炙草 6g	大枣 5 枚	桂枝 10g
白芍 10g			

7 剂，水煎服。

1988 年 7 月 18 日，三诊：

恶风已解，但四肢尚有酸楚。

桂枝 10g	柴胡 15g	半夏 12g	党参 10g
黄芩 6g	白芍 10g	生姜 12g	炙草 6g
大枣 7 枚。			

7 剂，水煎服。

1988 年 8 月 1 日，四诊：

谷丙转氨酶 155 单位。脉弦，舌腻。

柴胡解毒汤白鲜皮 12g、苦参 10g。

7 剂，水煎服。

1988 年 9 月 5 日，五诊：

自觉脘腹气机不利，每至下午感觉痞满。饮食、二便尚可。脉弦，舌薄白。用平胃和肝之法：

苍术 10g	陈皮 10g	砂仁 10g	厚朴 12g
半夏 12g	生姜 10g	柴胡 14g	黄芩 6g
茵陈 12g	凤尾草 12g	土茯苓 12g	草河车 12g
枳壳 10g	木香 10g		

7 剂，水煎服，每日 1 剂。

【笺疏】两胁胀，胃脘胀满，脉弦，少阳病也。恶风，苔薄白，太阳病也。

太阳、少阳两郁，气机不舒，故周身疲倦、沉重无力。症状时重时轻恰是气机不舒畅、且病变尚轻的特点。若病重，病入血分，其症状常常无有轻时。肝功能异常可以作为少阳病的参考辨证指征。故处方用柴胡桂枝汤，原方药味不加不减。药后恶风大减，其他症状也有减轻，脉弦，苔薄白。效不更方，仍守柴胡桂枝汤，柴胡增至 14g，生姜增至 15g。此二物一凉一温，皆为辛散之品，一宣散少阳，一疏散太阳。两药用量的增幅虽然不大，但也清楚地反映出师父的目的是加强两解太少的药力。药后恶风消失，唯余四肢酸楚，故三诊仍守柴胡桂枝汤，仅对药物的用量进行微调。四诊时见转氨酶虽然有所下降，但仍约为正常指标的 4 倍，故转方用师父自制的柴胡解毒汤加白鲜皮、苦参。柴胡解毒汤是师父临床常用的保肝降酶、对抗肝功能损害的专方。加白鲜皮、苦参二物，窃以为有皮肤瘙痒一症未记录在案。第五诊仍守柴胡解毒汤为基本方，合平胃散，并加香、砂、姜、夏，去甘草，可以清楚地看出其目的是同时理气除湿，调平胃肠，因为患者"自觉脘腹气机不利，每至下午感觉痞满"。

蒋某，女，29 岁，住后沙峪。1989 年 6 月 12 日，初诊：

左肋下有水声泪泪作响，吸气作痛，短气。二便正常，饮食时佳时坏，吞酸。脉沉弦滑，舌苔白略腻。聚气为患。

苍术 10g	厚朴 15g	麦芽 10g	生姜 15g
陈皮 10g	神曲 10g	半夏 12g	茯苓 30g
柴胡 12g	枳实 10g	黄连 9g	黄芩 6g

7 剂。

【笺疏】左肋下有水气，泪泪作响，吸气时疼痛，短气，此胃液潴留之证。饮食或好或差，吞酸，苔白腻。由此可见病案病例有这样四个病机要素：水饮痰湿、气滞、热郁、宿食。故病历文字指出此病属于"聚气为患"。聚气即《金匮要略》说的"聚饪之邪"，也就是停食、食滞。处方用平胃散合二陈汤，重用生姜温散水饮，加黄连、黄芩清热和胃，加柴胡、枳实疏肝理气，和胃行滞，更加麦芽、神曲消食和胃。本处方亦有用经方生姜泻心汤之意。

赵某，男，56 岁，住怀柔小辛庄。1987 年 9 月 28 日，初诊：

近日来肝区隐痛，未往医院检查。既往肝大，嗜酒。血压甚高。纳不香，二便尚调，时呃逆，善太息，多梦。舌边尖红，苔黄，脉弦。

白芍 30g	柴胡 10g	夏枯草 12g	牡蛎 30g

| 黄芩 6g | 龙胆草 9g | 丹皮 10g | 甘草 6g |
| 坤草 15g | 牛膝 10g | 茵陈 12g | 栀子 9g |

6 剂，水煎服。

【笺疏】本案病例肝区隐痛、既往肝大、嗜酒、血压高、呃逆、喜太息、多梦、舌边尖红，苔黄、脉弦，这样一些病证信息很明显地提示肝阳亢盛，肝气实热，肝络不畅。故处方用芍药甘草汤、三草降压汤，更加柴、芩、牡蛎柔肝，平肝，清肝，疏肝。酒客多湿热，故加茵陈、栀子二物清利湿热，加牡丹皮配合芍药通肝络而止痛，加牛膝引肝阳下行，且能协助芍药甘草汤、三草降压汤降压。

刘某，男，49 岁，住顺义。1989 年 8 月 14 日，初诊：

肝区疼痛，呼吸时加剧，胃脘胀痛。舌白胖，脉弦数。肝气凝泣，血脉不利。

柴胡 16g	半夏 12g	厚朴 15g	香附 10g
茵陈 15g	黄芩 10g	生姜 12g	陈皮 10g
川芎 10g	白芍 30g	苍术 10g	郁金 10g
炙草 6g

7 剂，水煎服。

【笺疏】肝区疼痛，呼吸时加剧，胃脘胀痛，舌白胖，脉弦数，此显然为邪实之证。胀者气滞，痛者血瘀，舌胖苔白者痰湿。原案文字"肝气凝泣，血脉不利"乃刘老对本案病例之病机的归纳，意即肝脏及其经络气滞血瘀。肝胃不和，肝木乘胃。故处方用柴平煎为基本方，去参、枣之壅，以疏肝理气，化痰祛湿。另加香附、川芎、白芍、郁金理气活血，通络止痛。再加茵陈以清利肝经湿热。

宋某，男，65 岁，住里桥。1989 年 4 月 3 日，初诊：

肝区疼，两胁及胃脘胀满，烦躁，不欲饮食，口干欲饮，大小便正常。舌淡苔白。脉弦细。

小柴胡汤合栀子豉汤

7 剂，水煎服。

1989 年 5 月 29 日，二诊：

食后胃胀，午后生燥热。舌暗而胖。脉弦滑。肝胃不和兼有湿热。

柴平煎

7 剂，水煎服。

【笺疏】肝区疼，两胁及胃脘胀满，烦躁，不欲饮食，此有柴胡证，少阳郁滞，胆胃不和。舌淡，苔白，其脉弦细，可用小柴胡汤。如果胀满突出，舌不淡白，脉非弦细，即可以用小柴胡汤去参、枣。如果疼痛突出，那还必须加用疏肝理气、活血通络之品。如果舌苔厚腻，那又需要合用平胃散，以祛胃腑痰湿。本案处方之所以合用栀子豉汤，笔者以为是因为烦躁比较突出。之所以不用活血通络之品，应该是因为其胁痛不甚。根据《伤寒论》的记载，栀子豉汤证亦可见白腻苔。二诊时肝区疼痛消失，犹有食后胃胀，午后燥热，舌体胖大，结合初诊证治，即可以判断为"肝胃不和兼有湿热"，故转方投柴平煎。

黄某，女，36岁。1987年6月1日，初诊：
胁痛二年余，近来加重。口苦，口干，大便秘结，滑苔，舌质暗，脉沉。西医诊断为胆囊炎。

柴胡 14g	黄芩 10g	大黄 6g	金钱草 12g
白芍 12g	枳实 10g	虎杖 12g	半夏 12g
生姜 12g	茵陈 15g	香附 10g	郁金 10g

3剂。

【笺疏】胁痛者，肝胆病也，络脉不通也。口干苦者，胆火上炎也。大便秘结者，肠道不能通降也。舌质暗者，脉沉者，郁滞也。苔滑为湿郁之证。胆囊为腑，以通为用。故胆囊炎也与腑气不能通降的病机密切相关。处方用大柴胡汤疏泄通腑，加金钱草、茵陈、虎杖清利肝胆，祛湿散结，更加香附、郁金这一组常用对药，以理气通络止痛。

刘某，男，38岁。1987年4月15日，初诊：
肝胃不和，气机不畅，两胁胀满，二便正常。

川楝子 10g	郁金 10g	枳壳 6g	青皮 6g
延胡索 10g	香橼 10g	木香 5g	橘皮 6g
黄柏 10g	茵陈 6g	竹茹 12g	六一散 10g^{包煎}
焦糀 10g	焦楂 10g		

6剂。

【笺疏】两胁胀满，肝胆病也。案中既然言"肝胃不和"，结合处方用药来看，应该有嗳腐吞酸、恶心、心下痞闷或疼痛等胃腑症状，故处方中有川楝子、延胡索（金铃子散）理气活血止痛，有橘皮、竹茹化痰和胃，有焦神曲、焦山楂消食化滞。橘皮、竹茹为经方橘皮竹茹汤的主药，也是临床常用的一组对药。此外更用郁金、枳壳、青皮、木香、香橼皮诸物，其目的无非是疏肝理气，活血通络，降气和胃，以加强并保证疗效。处方中另有黄柏、茵陈、竹茹、六一散，目的是清利肝胆湿热，所以我认为本案病例还当有舌红、苔黄腻、尿黄等特点，甚至不排除目黄的可能。

高某，女，29岁。1987年11月16日，初诊：

两肋疼痛一年余，加重一月，伴胃脘胀满，于生气后加重。月经后错。

柴胡 14g	黄芩 6g	半夏 10g	生姜 10g
炙草 6g	牡蛎 20g	片姜黄 10g	香附 10g
当归 10g	川芎 9g	红花 9g	茜草 9g
泽兰 10g	白芍 10g		

6剂。

1987年11月23日，二诊：

肋痛隐隐，证情基本同前述，纳后胃脘不舒，大便药后转溏。

柴胡 15g	当归 10g	白芍 30g	白术 10g
炙草 10g	薄荷 3g^后下	炮姜 4g	茯苓 20g
片姜黄 10g	香附 10g		

6剂。

1987年11月30日，三诊：

肋痛明显减轻，胃中空虚感，大便尚调。

柴胡 15g	黄芩 6g	党参 10g	炙草 10g
半夏 12g	生姜 12g	大枣 12枚	白芍 10g
桂枝 10g			

6剂。

1987年12月7日，四诊：

肝区刺痛进一步减轻。

上方加片姜黄 10g、牡蛎 20g。

6剂。

1987年12月14日，五诊：

病证继续减轻。

上方加片姜黄 10g。

6剂。

【笺疏】胁肋为少阳胆经、足厥阴肝经循行所过，故胁肋胀满、疼痛多由肝胆病变引起。肝胆应木，主疏泄，为人体气机出入的枢机。又肝藏血。故胁肋胀满疼痛多由于肝胆气滞，以及继发的血络瘀滞。伴胃脘胀满者，木郁气盛、横犯胃土也。生气后加重、月经后错，这都说明肝胆气滞、络脉瘀滞。故处方以疏泄肝胆气郁的小柴胡汤为基本方，遵《伤寒论》小柴胡汤"胁下痞硬，去大枣，加牡蛎"的加减法，去掉其中的大枣。生气后加重，这种表现可以视为烦躁症状的变异，正气不虚，故亦遵《伤寒论》小柴胡汤加减法去掉人参。加片姜黄、香附、当归、白芍、川芎、红花、茜草、泽兰疏肝理气，活血化瘀，以治月经后期。

二诊胁肋疼痛减轻，犹见餐后胃脘不舒，大便转溏，知其脾虚。故转方用治肝郁脾虚的经典名方逍遥散，仍加片姜黄、香附疏肝理气，通络止痛。茯苓用20g，重在利湿健脾。其人大便溏，仍用白芍30g，药量似乎过大。然药后大便却转为正常，这说明白芍的用量并不太大。笔者认识到，唯有脾虚不固而腹泻时才忌重用白芍。如果肝木旺盛，肝木横逆犯土而引起腹泻，那正适合用白芍柔肝护脾；《伤寒论》四逆散的或然证中即有"泄利下重"一症，就是一个文献证据。须知泄利下重与脾虚下利不同；泄利下重者具有里急后重的特点，腹中急迫，常常也有腹痛，排便不畅，便量较少。泄利下重常为肝木横逆脾土所致，最需要用芍药缓肝气之急。

三诊时胁肋疼痛明显减轻，犹有胃中空虚感，这是少阳郁滞、太阴虚弱的反映，故转方用柴胡桂枝汤原方两和太阴、少阳。师父常说柴胡桂枝汤"两和太少"。少指少阳；太既可以指太阳之表，也可以指太阴之里。桂枝汤外可以调和太阳，内可以调和太阴。

药后虽然胁肋疼痛进一步减轻，但犹有轻微刺痛，故四诊处方于前方加片姜黄、牡蛎。片姜黄行气活血，能止胁背痛；牡蛎能除胁下痞硬。五诊时见病证又有减轻，故于前方去牡蛎。

田某，男，55岁。1988年8月8日，初诊：

肝区痛，耳鸣逾10年，口干，恶心，大便干燥，尿黄且量少。脉沉弦，舌红。证属肝胆火郁。

栀子10g	龙胆草10g	当归10g	白芍12g
丹皮10g	柴胡10g	黄芩10g	枳实10g

| 大黄 4g | 夏枯草 15g | 石决明 30g^{先煎} | 车前子 10g^{包煎} |
| 茵陈 12g | 泽泻 12g | 木通 10g | |

7 剂。

1988 年 8 月 15 日，二诊：

肝区疼减轻，大便不干燥，亦不恶心，饮食转佳。脉弦，舌红。

当归 10g	白芍 16g	生地 10g	玄参 10g
丹皮 10g	栀子 10g	柴胡 10g	龙胆草 10g
石决明 30g	生龙牡各 15g	牛膝 10g	夏枯草 15g
坤草 15g	菊花 10g		

7 剂。

1988 年 8 月 29 日，三诊：

头痛明显减轻。肝区痛、耳鸣同前。胃脘不适，腰痛，脉弦，苔白。

苍术 10g	川芎 10g	厚朴 10g	陈皮 10g
香附 10g	柴胡 10g	黄芩 9g	茵陈 12g
菊花 10g	甘草 6g	川楝 10g	元胡 10g
凤尾草 12g	土茯苓 12g		

7 剂。

【笺疏】肝区在右胁肋部位，胁肋属肝胆，肝区疼痛多肝胆病，多属于气滞血瘀。邪气实者，多有湿热。正气虚者，多为阴血不足。本案病例肝胆郁热之象明显：口干，恶心，大便干燥，尿黄且量少，舌红。故师父诊断为"肝胆火郁"，处方用龙胆泻肝汤合大柴胡汤为基本方，另加夏枯草、石决明、牡丹皮、茵陈清泻肝胆、平肝潜阳、清热利湿。其中当归、白芍、牡丹皮、大黄能活血通络；通则不痛。二诊时肝区疼痛减轻，胃气和降，饮食转佳。故继续清泻肝胆之火，平肝潜阳。从处方看，其降压目的明显：用三草降压汤，增龙牡重镇，加牛膝引气血下行。阳旺者，阴血恒不足，故增用生地黄、玄参滋阴养血。三诊时头痛虽得明显减轻，然肝区疼痛、耳鸣未见改善，且又述胃脘痞胀不适、腰痛，其苔白腻，湿邪之象明显。湿邪不仅在于肝胆，亦在于胃肠。故转方用清利肝胆湿热的柴胡解毒汤与治疗胃家湿郁的平胃散合方，另合金铃子散疏肝活血，以治其肝区疼痛。

刘某，男，62 岁。1988 年 2 月 22 日，初诊：

胸肋胀痛，恶心，夜寐口干。舌苔黄腻，脉弦而结。

柴胡 12g	黄芩 9g	半夏 12g	生姜 12g
陈皮 10g	炙甘草 6g	党参 6g	茵陈 12g
凤尾草 12g	香附 9g	郁金 9g	

7 剂。

1988 年 2 月 29 日，二诊：

肋已不痛，已不恶心，大便调。

柴胡 12g	黄芩 6g	半夏 12g	生姜 12g
川芎 10g	苍术 10g	香附 10g	栀子 10g
神曲 10g	郁金 10g	瓜蒌皮 10g	

7 剂。

【笺疏】胸胁胀痛，其治多从少阳。恶心、脉弦，少阳证也。既胀且痛，这说明不仅气滞，亦有络阻。故处方以小柴胡汤疏泄气机，加香附助力小柴胡汤理气，加郁金活血止痛。胸胁疼痛，舌苔黄腻，故小柴胡汤去大枣之滋腻，加茵陈、凤尾草、陈皮清热除湿。服药见效，然二诊时或许仍见苔腻，故去参、草之补，另合越鞠丸，以治气血湿火诸邪之郁。仍加瓜蒌化痰散结，活血止痛。师父常用瓜蒌治疗胸胁疼痛。香附、郁金是他常用以疏肝理气、活血通络的一组对药。

杜某，女，28 岁。1988 年 5 月 23 日，初诊：

胁痛引背三月余，既往有肝炎史。大便干，口臭，鼻干热。阳明有热。

柴胡 12g	黄芩 10g	枳实 10g	半夏 10g
大黄 3g	生姜 10g	白芍 10g	大枣 5 枚
桃仁 12g	刘寄奴 10g	川棣 10g	片姜黄 12g
茵陈 15g			

6 剂。

1988 年 7 月 18 日，二诊：

心中懊憹，右肩膀疼痛，月经来少，小腹发胀。

柴胡 14g	白芍 12g	栀子 10g	香附 10g
片姜黄 12g	当归 10g	丹皮 12g	茯苓 15g
郁金 10g	川芎 9g	桃仁 12g	丹参 12g

7 剂。

1988 年 8 月 1 日，三诊：

服药汛事已潮，唯迄今不住，而体疲乏力。

党参 10g	炙草 10g	白术 10g	茯苓 12g
砂仁 6g	木香 6g	陈皮 9g	半夏 9g
当归 10g	炒白芍 10g	阿胶珠 10g	

7 剂。

1988 年 8 月 8 日，四诊：

胁痛，腹胀，后背重滞。脉沉弦。

柴胡 12g	黄芩 6g	半夏 10g	生姜 10g
党参 6g	炙甘草 6g	大枣 5 枚	白芍 10g
桂枝 10g	当归 10g		

7 剂。

1988 年 8 月 19 日，五诊：

胃痛胀痛，吞酸，身倦。

苍术 10g	厚朴 12g	陈皮 10g	炙甘草 2g
黄连 6g	吴茱萸 1g	半夏 10g	生姜 10g
片姜黄 12g	枳壳 10g	柴胡 10g	

12 剂。

1988 年 8 月 29 日，六诊：

后背沉，周身无力，胃脘不适，脉沉无力，苔薄白。

黄芪 12g	党参 10g	炙甘草 10g	白术 10g
柴胡 6g	升麻 3g	当归 10g	陈皮 9g
大枣 7 枚	生姜 9g	川芎 10g	香附 10g

6 剂。

1988 年 9 月 5 日，七诊：

周身疲倦改善，唯胃脘与后背酸楚犹未减轻。脉弦。是肝气横逆、脾气不运之象。

羌活 3g	独活 3g	防风 3g	蔓荆子 3g
川芎 10g	片姜黄 10g	党参 10g	白术 10g
炙甘草 10g	黄芪 14g	当归 10g	木香 10g
砂仁 10g	陈皮 10g	厚朴 10g	柴胡 10g

6 剂。

【笺疏】本案病例胁痛引背，治之仍从少阳。然大便干，口臭，鼻干热，这些都是阳明有热的表现。足阳明胃经起于鼻翼两侧迎香穴，上行到鼻根部，沿鼻外侧前行。《伤寒论》论阳明中风就提到"鼻干"一症（第231条）。故处方以能治少阳阳明同病的大柴胡汤疏泄少阳，通导阳明。另加桃仁、刘寄奴、川楝、片姜黄疏肝理气，活血止痛，加茵陈清热祛湿。

二诊以心中懊侬，知热气扰于胸中。以月经量少，小腹胀，知下焦血分壅滞。于是处方用丹栀逍遥散去白术之壅，仍加血分药片姜黄、郁金、川芎、桃仁、丹参活血。诸活血行气药不仅治下焦，也治胁肋和肩膀疼痛。《伤寒论》治心中懊侬的主要药物就是栀子。

服活血化瘀通经药之后，月经来潮，但漏下不止。由于气附于血，血漏下则气亦虚，所以患者感觉得体疲乏力。故三诊治之以归芍六君汤、香砂六君汤合方，另加阿胶珠，以补益并收摄气血。

四诊见胁痛、腹胀，后背重滞，脉沉弦。胁属少阳，背属太阳，沉弦脉主气郁，故用主治太少两郁的柴胡桂枝汤，另加当归，配合柴胡桂枝汤中的白芍，承上诊处方养血理血。

五诊胃痛胃胀，吞酸。结合前几诊情况，可以判断为胃脘郁滞，故用平胃散加川连，除湿理气，清热和胃。这是师父治疗胃家湿热、脘痞反酸的常用方法。用小半夏汤化痰和胃。加吴茱萸，与黄连成六一左金丸，以清热疏肝和胃。用片姜黄、枳壳、柴胡，依然承前方疏泄肝气，活血通络止痛。片姜黄也是止胃痛的常用药。

六诊以周身无力，脉沉无力，知其人脾胃气虚，故用补中益气汤补中益气，仍加川芎、香附疏肝行气。药后周身疲倦改善，但胃脘与后背酸楚犹未减轻，脉弦。由此判断仍为肝气横逆，脾气不运。故承上诊处方之治疗方向，仍用李东垣方法，运脾和胃，散风疏肝。从处方药物看，似是从李东垣升阳益胃汤化裁，加木香、砂仁和胃；加厚朴、蔓荆子、川芎、片姜黄、当归诸物行气活血，以治其后背酸楚。

赵某，女，63岁，住顺义李桥。1987年10月26日，初诊：

一月来胁痛、口苦、大便干，呕吐，腹胀，脉弦。二周前超声波检查提示胆囊炎、胆囊多发结石，结石之最大直径为1.0cm。

柴胡 12g	黄芩 9g	枳实 10g	白芍 10g
半夏 12g	生姜 12g	桂枝 10g	大黄 3g
虎杖 10g	茵陈 15g	大腹皮 10g	片姜黄 10g

| 四川大金钱草 30g | 海金沙 10g^{包煎} |

四川大金钱草 30g　　　　海金沙 10g^{包煎}

6 剂，水煎服。

1987 年 11 月 2 日，二诊：

药后纳谷增多，唯失眠，胁肋胀满，大便仍不爽，小便黄。

柴胡 14g	黄芩 10g	茵陈 12g	凤尾草 12g
四川金钱草 30g	鸡内金 10g	海金沙 10g^{包煎}	虎杖 12g
半夏 12g	竹茹 12g	枳实 10g	陈皮 10g
生姜 12g	苍术 6g	厚朴 12g	川楝 10g
大黄 3g			

12 剂，水煎服。

1987 年 11 月 16 日，三诊：

胆结石，药后腹胀胁痛又作。

柴胡 12g	黄芩 10g	半夏 12g	生姜 12g
白芍 10	枳实 10g	四川金钱草 30g	虎杖 15g
鸡内金 10g	厚朴 10g	大黄 4g	

4 剂，间日 1 剂，水煎服。

1987 年 11 月 23 日，四诊：

胁脘痛减，纳谷增加，左肩臂痛，大便仍不爽，失眠。

桂枝 10g	白芍 10g	柴胡 12g	黄芩 9g
半夏 10g	生姜 10g	炙草 6g	大金钱草 30g
海金沙 10g^{包煎}	虎杖 12g	鸡内金 12g	大腹皮 12g

6 剂，水煎服。

1987 年 11 月 30 日，五诊：

左肩臂痛略减，善太息，两肋胀满偶痛，大便不干、二日一行，失眠。

柴胡 14g	黄芩 6g	党参 6g	炙草 6g
半夏 12g	生姜 12g	大枣 5 枚	桂枝 12g
白芍 10g	片姜黄 10g	葛根 12g	红花 10g

6 剂，水煎服。

1987 年 12 月 7 日，六诊：

肩臂疼减，时泛酸，大便仍干，纳不香。

柴胡 12g	黄芩 9g	生姜 12g	半夏 12g
枳实 10g	白芍 10g	大黄 2g^{包煎}	木香 6g

| 苍术 9g | 黄连 6g | 神曲 10g | 香附 10g |

12 剂，水煎服。

【笺疏】胁痛、口苦、大便干、呕吐、腹胀、脉弦、胆结石，显然为肝胆及胃肠与胆腑壅结之证，故处方用大柴胡汤，加金钱草、海金沙、茵陈、虎杖、片姜黄、大腹皮清热祛湿，理气通络，利胆消石。加桂枝一味，与方中芍药相合，亦成柴胡桂枝汤之实。师父用大金钱草，处方一定写"大金钱草"，不会省去"大"字，以明确与小叶金钱草相区分。本方更写明"四川大金钱草"。他认为四川大金钱草为道地药材，品质优良。患者服药后纳谷增多，但是仍胁肋胀满，大便不爽，小便黄，失眠。效不更方，故守上方进退，疏泄肝胆，清热利湿，消石散结。三诊时病证减轻；病减药减，仍用大柴胡汤，在二诊处方的基础上减少药味。四诊时胁脘痛减，纳谷增加，左肩臂痛，大便不爽，失眠。此时用大柴胡法已二十余日，病证既然明显减轻，故不需要继续用大柴胡汤，转方以柴胡桂枝汤为基本方，去参、草之壅，仍加金钱草、海金沙、虎杖、鸡内金、大腹皮。五诊病证进一步减轻，守柴胡桂枝汤，不去参、草，但加片姜黄、葛根、红花行气活血止痛。六诊时肩臂疼痛减轻，时时反酸，大便仍干，纳谷不香，提示不宜早用甘补，故返回大柴胡汤法，且去大枣，另加木香、香附、苍术、黄连、神曲理气和胃，祛湿清热。

赵某，男，28 岁。1986 年 12 月 11 日，初诊：

两胁痛，恶心、欲吐，舌红，苔白滑，脉弦细。

柴胡 12g	黄芩 9g	半夏 12g	生姜 12g
党参 6g	炙草 6g	大枣 5 枚	当归 10g
白芍 10g	陈皮 10g	竹茹 10g	

7 剂。

【笺疏】两胁肋疼痛，喜呕，脉弦细，此柴胡证，故用小柴胡汤原方。按照《伤寒论》第 96 条小柴胡汤用法，通常可以去大枣，加牡蛎，然亦可以不做如此加减。此处并非胁下痞硬，而是胁肋疼痛。痛则血络不通，故加当归、白芍对药养血活血而止疼痛。这是师父的惯常用法。苔白滑者，痰湿也。故仍加陈皮、竹茹配合半夏、生姜，以化痰除湿，和胃止呕。陈皮、竹茹二物乃从温胆汤借来。本案病例若在今日由我开方，我常常会再加茯苓。

靳某，女，36 岁。务农。1986 年 9 月 1 日，初诊：

右胁痛，腹胀，欲吐，心烦，脉弦而数，舌苔根腻。西医诊断为胆囊炎。

柴胡 12g	黄芩 10g	茵陈 15g	凤尾草 15g
白芍 30g	丹皮 12g	土茯苓 12g	滑石 12g
青黛 6g	半夏 12g	生姜 10g	片姜黄 10g
陈皮 10g	栀子 10g		

8剂。

【笺疏】右胁痛，喜呕，心烦，脉弦，此柴胡证。更参考西医诊断胆囊炎，故用柴胡汤。脉数，舌根苔腻者，湿热之郁也。故师父用自制柴胡解毒汤疏泄肝胆，清利湿热。柴胡解毒汤未用草河车，而有青黛、栀子之清泻可以代之。半夏、生姜、陈皮化痰和胃止呕。疼痛与血瘀血滞有关，故加片姜黄、白芍、牡丹皮活血止痛。

李希海　男，29岁。工人。1987年12月7日，初诊：

胁痛一月余。一月来目黄、面黄、溲黄、口苦，胁痛，脘腹胀满，厌油腻，心烦急躁，转氨酶568单位。无余症。

川楝 10g	延胡索 10g	柴胡 12g	黄芩 10g
片姜黄 10g	牡蛎 20g	丹皮 10g	赤芍 10g
半夏 12g	生姜 10g	苍术 10g	厚朴 12g
茵陈 10g			

6剂，水煎服。

【笺疏】本案病例应该属于急性黄疸型肝炎，患者以胁痛为主诉就诊，其胁痛为肝炎的常见表现之一。此湿热发黄也，处方用柴平煎化裁。由于见一派邪实之象，故不用人参、甘草、大枣，并加茵陈清热利湿退黄。毕竟以胁痛为主诉，故仍有必要通络止痛，故合金铃子散，另加牡丹皮、赤芍、片姜黄、牡蛎。牡丹皮、赤芍和片姜黄三物俱有利胆功能。笔者认为本案病例亦可用柴胡解毒汤疏泄肝胆，清利湿热，疗效很可靠。另外茵陈的用量似可以适当增大。

曹某，女，50岁。住怀柔。1988年5月30日，初诊：

胁痛半年。半年来胁痛胀满，腹胀，大便干，矢气少。脉弦，苔白腻。医院检查肝功能异常，乙肝病毒感染，血压：170/100mmHg。

柴胡 14g	枳实 10g	黄芩 6g	半夏 10g
白芍 10g	大黄 2g	川楝 10g	青皮 10g

| 元胡 10g | 片姜黄 10g | 佛手 12g | 生姜 12g |

6 剂，水煎服。

【笺疏】胁肋胀满疼痛，腹胀，多由肝胆气滞络阻所致。大便干，矢气少，脉弦，苔白腻，这几个脉症对诊断肝郁气滞络阻具有很强的支持意义。血压高也是肝郁的一个有力旁证，故处以大柴胡汤，以治少阳阳明气火交郁。更合金铃子散，加片姜黄、青皮、佛手行气活血，通络止痛。

及某，女，41 岁。1986 年 12 月 1 日，初诊：
胁痛，喜呕，白带色黄，腿痛。肝胆湿热。

半夏 12g	生姜 10g	柴胡 12g	黄芩 10g
土茯苓 12g	凤尾草 15g	草和车 10g	茵陈 15g
甘草 3g	苍术 10g	黄柏 10g	川楝子 6g
牡蛎 30g^先煎	白芍 10g		

6 剂。

1986 年 12 月 8 日，二诊：
湿热下注，两膝作痛。

苍术 10g	知母 10g	牛膝 10g	白术 10g
黄柏 10g	木瓜 10g	羌活 4g	白芍 15g
木通 10g	独活 4g	当归 10g	防己 10g
枳壳 9g	槟榔 10g	车前子 10g	胆草 9g

6 剂。

1988 年 12 月 15 日，三诊：
膝痛略轻，以瘘为主，带多色黄。

苍白术各 10g	知柏各 10g	椿皮 10g	云苓 15g
土茯苓 12g	白芍 30g	炙草 10g	当归 10g
木通 10g	防己 10g	枳实 9g	槟榔 9g
牛膝 10g	胆草 9g	车前子 10g^包煎	

12 剂。

【笺疏】胁痛，喜呕，肝胆病也。白带色黄，湿热也。足厥阴肝经于少腹入络子宫。故师父的辨证结果为"肝胆湿热"。其腿痛亦为湿热下注所致。治之以柴胡解毒汤清利肝胆湿热。我意本案病例或有肝炎病史，原病历文字未暇记录。加小半夏汤化痰和胃止呕。柴胡解毒汤本来是从小柴胡汤化裁而来，已去姜、夏、参、枣。合二妙散，以增加治疗下焦及下肢湿热的药力。另加川楝子、白芍、牡蛎，以疏肝散结，活血止痛。

　　二诊改用李东垣治疗湿热脚气之实证的加味苍柏散，目的是重点治其两膝疼痛。加车前子、龙胆草者，无非是为了加强清热利湿的力量。加枳壳者，除湿当同时行气也。药后膝关节疼痛减轻，然带下量仍多，故三诊守前方，去羌、独活，加茯苓、土茯苓、椿皮重点治其黄带。椿皮即椿根皮，为苦木科植物臭椿的干燥根皮或干皮，具有清热燥湿、收敛止带等功能。师父只在治疗湿热型白带增多时常有应用。

胃 脘

周某，男，50岁，1988年3月7日，初诊：

胃脘胀满，两胁胀痛，咽干，便干，饮水则腹胀甚，口苦，纳差，脉沉滑。

柴胡 14g	黄芩 10g	半夏 12g	生姜 12g
苍术 10g	厚朴 15g	陈皮 10g	茵陈 12g
茯苓 20g	猪苓 15g	泽泻 10g	枳壳 10g
川楝 10g			

6剂。

【笺疏】胃脘胀满，两胁胀痛，显然病涉少阳阳明，属于胆胃不和。饮水则腹胀甚，此为胃肠水湿特征。口苦、纳差者，少阳病也。便干者，实也。故处方用柴苓汤合平胃散两和少阳阳明，利水祛湿。另加枳壳、川楝子行少阳、阳明之滞。去参、草、枣者，避其甘补壅塞也。病涉少阳阳明，大便干，而不用大柴胡汤，我揣度是因为见"饮水则腹胀甚"，显示病偏于湿郁，而非偏于燥结。

张某，女，23岁。1987年8月31日，初诊：

胃痛一年余，反复不愈，近日来胃脘胀痛，食后尤甚，胸闷，气短，善太息。经量少，白带量少。二便尚调。近日外感未瘥，咳嗽，头痛咽干，溲黄，脉滑，苔腻，舌质淡。

连翘 10g	薄荷 3g^{后下}	菊花 10g	桔梗 9g
杏仁 10g	双花 10g	苍术 10g	厚朴 12g
浙贝 12g	陈皮 10g	神粬 10g	麦芽 10g^炒
竹叶 10g	藿香梗 9g	荷叶梗 9g	

6剂。

1987年9月7日，二诊：

胃脘疼痛，证情同前。

柴胡 12g	黄芩 6g	半夏 12g	生姜 12g

青陈皮各 10g　　　香附 10g　　　　郁金 10g　　　　佛手 12g

元胡索 10g

6 剂。

【笺疏】旧病胃痛，新病上感。从脉症看，上感乃风热兼湿，性质属于邪实。胃脘胀痛，食后尤甚，胸闷，气短，善太息，脉滑，苔腻，实也，湿也。在此大前提下，其舌质淡者，即不可认作正虚。先治新病，兼顾旧病。故用金银花、连翘、菊花、杏仁、薄荷、桔梗等物辛散风热，加浙贝母化痰治咳。另合平胃散，加神曲、麦芽、竹叶、藿梗、荷梗，以祛胃腑湿邪。

二诊病历虽云"证情同前"，然从处方看，和胃祛湿的药味已大大减少，似可推知湿邪已退，二诊时以胃痛为主。故转方用柴胡汤疏泄少阳，平调木气以和胃土。加青陈皮、佛手、香附、郁金、延胡索理气通络而止胃痛。

李某，女，56 岁。1987 年 3 月 9 日，初诊：

善饥能食，食则胃脘不舒。头痛，以前额为主。

黄连 10g　　　半夏 12g　　　桂枝 10g　　　　炙草 10g

党参 12g　　　大枣 7 枚　　　干姜 10g

6 剂。

【笺疏】本案处方药味为《伤寒论》黄连汤原方。《伤寒论》第 173 条云："胸中有热，胃中有邪气，腹中痛，欲呕吐者，黄连汤主之。"从病机上看，其病机是阳明太阴上热下寒；胃热在上，脾寒在下。胃热上冲故呕吐，脾寒收引故腹痛。黄连清热和胃，半夏降逆止呕，其他五物温脾寒而止腹痛。热邪在胃，既可能引起呕吐，也可能引起胃痛，皆可以用黄连清胃。如果不存在太阴下寒，但用黄连清胃热即可。呕吐者加半夏，或同时加生姜，以成小半夏汤，而无须用参、草、枣诸物温脾散寒。胃痛者可加桂枝，如此即成黄连交泰丸的药物组成，亦无须用参、草、枣诸物温脾散寒。其实只此二味，未尝不可治疗胃热胃痛。惜乎后世医者治病，多不敢仅仅用此二味。

本案病例的主症并非胃痛，亦非呕吐，而是胃脘不舒。其实胃脘不舒与胃痛，或者呕吐，表现形式虽然不同，但病机可能是相同的。所以只要辨证为胃热脾寒，无论表现为胃痛，还是表现为胃脘不舒，都可以用黄连汤。本案反映出刘老对黄连汤的灵活应用。这也是经方灵活应用的一个案例。

本案病例还有前额头痛一症。前额属阳明。师父在临床上常常用经络理论指导辨证，故本案前额头痛被确定为阳明胃热上冲所致。黄连汤能清降胃热，故处方中未再另外添加治头痛药物。或问曰：处方中可不可以再加一味吴茱萸？我认为是可以考虑的。吴茱萸乃阳明经药。《伤寒论》吴茱萸汤即用吴茱萸治头痛。"干呕，吐涎沫，头痛者，吴茱萸汤主之。"吴茱萸与黄连相合，即成治疗胃热的经典名方左金丸。

　　本案还有一个问题需要提出来略作说明，这就是诊断胃热脾寒、上热下寒的依据是什么。我认为善饥能食、食后胃脘不舒是胃热的诊断依据。本案病例应该有面带虚寒之色，或受凉、体弱等脾寒表现，只是由于时间仓促，师父未暇口述，医助未暇记录。

　　王某，男，32岁。1987年3月2日，初诊：
　　胃脘疼痛，大便不成形，肠鸣。

生姜 12g	干姜 6g	黄连 10g	黄芩 3g
茯苓 20g	半夏 12g	党参 10g	炙草 10g
大枣 7 枚			

6剂。

　　【笺疏】本案处方为经方生姜泻心汤原方药味。生姜泻心汤证的病机为脾胃寒热错杂，胃肠水饮食滞，其主症为心下痞、干噫食臭、肠鸣音亢进、下利等。本案病例的主症为胃脘疼痛、肠鸣、大便不成形。如笔者在前案所述，邪气犯胃、胃气不和，可能引起胃脘不舒，或胃脘疼痛，或呕吐等症。所以本案病例的表现与《伤寒论》生姜泻心汤证基本相符，因此完全可以用生姜泻心汤治之。由于处方用的是生姜泻心汤，而不是半夏泻心汤，也不是甘草泻心汤，不是黄连汤，所以笔者认为本案病例可能还有水饮食滞表现，如嗳气、吞酸、肠鸣音亢进比较突出等。本案处方同样体现了师父对经方的灵活应用。

　　需要指出的是，本案处方未添加常用的止胃痛药物，如金铃子散、益智仁、草豆蔻、桂枝等，这反映师父临床处方简洁明快的最一般特点。虽然他也会在一张处方中用较多药味，但在大多数情况下，他处方用药都宁简勿繁，宁少勿杂。

　　白某，男，39岁，住怀柔九渡河。1987年12月14日，初诊：
　　胃脘胀满，身倦乏力，大便偏溏。腹中时有鼓包，大于旋杯，胀、隐痛，历时两年余。

| 桂枝 10g | 生姜 10g | 炙草 6g | 大枣 2 枚 |
| 附子 6g | 吴萸 6g | 荜澄茄 6g | 党参 9g |

黄芪 9g	当归 9g	厚朴 14g	茯苓 20g
柴胡 6g	草蔻 9g	木香 9g	乌药 9g
干姜 6g			

6 剂，水煎服。

1987 年 12 月 28 日，二诊：

药后纳食增加，大便已调，余症同上。

草蔻 10g	砂仁 10g	干姜 10g	白术 12g
半夏 12g	黄芪 12g	厚朴 12g	吴萸 6g
党参 9g	云苓 12g	炙草 10g	陈皮 10g

6 剂。

【笺疏】腹中时有鼓包，大于旋杯，此瘕也，非癥也，乃气聚所致，故古亦称"聚"。气聚甚者，不仅可能胀满，亦可能出现疼痛。从脏腑病变而言，多属于阳明太阴病变。在确定阳明太阴气壅气滞的病机之后，还需要进一步明确有何兼夹，兼寒或兼热，或兼痰饮湿邪。身倦乏力，大便偏溏，这提示脾气虚寒，脾失健运，内生湿邪。此时如果脉不见滑数，亦不见大便量少、滞涩，更不见舌红、苔厚腻，那就基本上可以排除兼有湿热的可能。如果苔白、肢体清冷、面色虚寒、神气不足，那就可以判定为兼有寒湿。故处方用李东垣寒胀中满分消汤化裁。去半夏者，这主要是考虑到半夏与附子相反。去升麻者，这是考虑到但用柴胡一味升阳足矣。加当归者，少量加行血药也。去泽泻者，因为已经重用茯苓。去黄柏者，无热邪也。另外去青皮、麻黄、益智仁者，我认为是因为考虑到处方药味已经足够应对病情，毋庸用更多药物。

二诊时见患者服药后见效，纳谷增加，大便已调，故守上诊治疗方向，继续温中散寒，健脾益气，转方用香砂六君子汤合厚朴温中汤化裁，加黄芪、草豆蔻、吴茱萸，以加强益气温中的药力。

周某，女，55 岁，住顺义。1988 年 8 月 19 日，初诊：

胃脘痛 1 年余。1 年来胃脘疼痛，胀痛喜按。大便尚调，溲黄。食后痛加重。脉弦而滑，舌苔白腻。

枳实 12g	白术 10g	神曲 10g	麦芽 10g
黄芩 3g	黄连 3g	大黄 2g后下	焦楂 10g
川楝 10g	元胡 10g	蒲黄 10g	五灵脂 10g
茯苓 10g	泽泻 10g	青陈皮各 10g	

12 剂。

1988 年 10 月 17 日，二诊：

胆囊区作痛，并有流动之象。左脉大而右脉小。

柴胡 14g	半夏 12g	鸡内金 10g	延胡 10g
黄芩 10g	大金钱草 30g	海金沙 10g	苍术 10g
生姜 15g	虎杖 16g	川楝 10g	陈皮 10g
厚朴 12g	香附 10g	川芎 6g	神曲 10g

7 剂。

1988 年 10 月 24 日，三诊：

胃脘作痛。舌苔腻厚，脉沉滑。

栀子 10g	神曲 10g	柴胡 10g	苍术 10g
黄芩 6g	连翘 6g	大黄 3g	茵陈 15g
莱菔子 10g	厚朴 15g	陈皮 10g	半夏 10g
炒麦芽 10g	藿香 10g	通草 10g	

7 剂。

【笺疏】胃脘疼痛常常表现为上腹部疼痛；上腹部疼痛虽然不止于胃痛，但最大可能属于胃痛。本案病例的辨证要点在于上腹部胀痛且于食后加重，脉弦而滑，舌苔白腻，此邪实之证也。苔腻为食与湿郁，尿黄为热。可见其基本病机为湿热与积食郁于胃脘。故处方用枳实导滞汤、金铃子散与失笑散合方化裁。枳实导滞汤的药物组成为枳实、白术、茯苓、泽泻、神曲、大黄、黄芩、黄连。其中枳实、神曲行气导滞，化食消积；白术、茯苓、泽泻利尿祛湿；三黄泻心汤清泻胃热。加青、陈皮，协助枳实行气导滞，加麦芽、焦山楂，协助神曲化食消积。金铃子散、失笑散行气活血、通络止痛。

二诊病历未提胃脘疼痛，患者诉胆囊体表投影区疼痛，且疼痛在局部移动。其脉左大右小，这是肝胆邪实的反应。肝胆为东方风木；游动乃风动之象。故对处方进行相应的变化，将疏肝利胆作为另一个主要治疗方向。用柴胡汤四味（柴、芩、姜、夏）加金钱草、海金沙、虎杖、鸡内金疏泄肝胆，利胆通腑。此四物是师父治胆道郁滞、胆系结石的常用药味。另以平胃散、越鞠丸化裁，去胃腑及肝胆诸邪之郁。同时仍用金铃子散活血理气止痛。

三诊时仍胃脘疼痛。两投方而疼痛未止，舌苔腻厚，这说明湿浊邪气痼结，需要继续化其湿邪。故处方用越鞠丸、藿香正气散、茵陈蒿汤三方相合，并作适当化裁。

临床常见此种病例，舌苔厚腻如膏如胶，黏固难去，需要较长时间乃能清除。一旦厚腻之苔化去，疾病便出现质的好转。

姜某，男，40岁。1986年12月3日，初诊：

胃脘及右胁下疼痛，晚间疼甚，饭后尤甚，胁胀。舌燥干，中心黑。脉弱。禁食辛辣。建议检查肝脏。

川楝子 9g	郁金 9g	厚朴 9g	青皮 6g
陈皮 6g	乌药 9g	木香 5g	石斛 20g
花粉 12g	玉竹 12g	炒稻芽 12g	炒麦芽 12g
竹茹 15g	黄柏 9g	茵陈 6g	佩兰 9g

6剂。

【笺疏】胃脘及右胁下疼痛，此肝胃同病。饭后痛甚，胁肋膜胀，此邪实特点。然舌面干燥，中心苔黑。舌之中心反映脾胃病变。肝脏功能一半属于脾胃。舌面燥干为阴液不足之象。中心苔黑说明胃阴损伤较重，脉弱亦为正虚的反映。可见本病例为肝胃同病、虚实夹杂之证，治宜攻补兼施。处方用川楝、郁金、厚朴、青皮、陈皮、乌药、木香、炒稻芽、炒麦芽疏泄肝胃，除胀止痛。之所以用气药多而用血药少，是因为症状以胀痛为特点，且饭后尤甚，这都是气分病变的特点。用竹茹、黄柏、茵陈、佩兰化痰除湿，清胆和胃。另用石斛、玉竹、天花粉滋阴养胃。禁食辛辣，以避免进一步损伤阴液。

黑苔在慢性病并不常见，但也并不少见。在外感热病，黑苔多见于阳明胃热水竭的重症病例，亦见于病入下焦、肾阴虚或肾阳虚的危症。在我临床诊治的杂病病例亦时见黑苔，多见于胃肠病。我认为如果用现代科学的眼光看，可能与胃肠菌群失调有关；用中医学的眼光看，多属于胃肠痰湿久郁。治宜化痰除湿，多不宜作燥热治疗。另有一些黑苔是患者抽烟导致。

杨某，女，49岁，住顺义平各庄乡。1987年12月14日，初诊：

胃脘胀痛，纳食后尤甚。白带量多，身倦肢酸，乏力。

苍术 10g	白术 10g	云苓 30g	泽泻 15g
茵陈 10g	黄柏 10g	防己 10g	木通 10g
厚朴 12g	陈皮 10g	枳壳 10g	槟榔 6g
猪苓 12g	牛膝 10g	木瓜 10g	大腹皮 10g

6剂。

【笺疏】本案病例之中、下焦湿盛之象十分明显：胃脘胀痛且餐后尤甚、白带量多、身倦肢酸、乏力。从处方用药看来，应该属于湿邪兼热。热从何处得见？原病历文字没有记录。以我之见，师父一定是从形色、舌象、脉象或二便察知兼有热邪。处方以胃苓汤为基础方。去桂枝者，避其辛温；去甘草者，避其甘壅。又考虑到胃苓汤之力尚缓，恐药力不足，故另从李东垣当归拈痛汤及加味苍柏散借得数味除湿药物，如茵陈、黄柏、防己、木通、牛膝、木瓜、槟榔、大腹皮，以加强清热祛湿的药力。当归拈痛汤、加味苍柏散是师父在临床上很喜欢应用的药方，故此二方此时很自然地进入他的思维。另加枳壳以破气除胀。我认为本案病例患者当属形气俱实之人。

彭某，女，52岁，住密云县。1989年1月23日，初诊：

胃脘痛，恶心呕吐，口苦，心悸，心下急，大便不爽。脉沉而弦，舌苔白腻。气火交郁，胆胃气滞。大柴胡汤加味。

柴胡 15g	半夏 15g	枳实 10g	郁金 10g
大黄 2g	黄芩 10g	生姜 15g	香附 10g
白芍 10g	苍术 10g	陈皮 10g	

7剂。

1989年2月12日，二诊：

胃痛减轻，纳谷增加，口苦。

上方大黄改为3g，加栀子10g、龙胆草10g、丹皮10g。

12剂。

【笺疏】本案病例心下疼痛且拘急、口苦、呕吐、脉沉弦，此与《伤寒论》大柴胡汤证大体相同。《伤寒论》曰："呕不止，心下急，郁郁微烦者，与大柴胡汤下之则愈。"急，拘急，拘紧；急、紧二字一声之转。肌肉过度收缩以致于痉挛则紧，紧则痛。胆胃气火交郁，故有斯证。心悸者，火扰于心也。大便不爽者，胆胃气滞也。舌苔白腻者，邪实也。故用大柴胡汤下之。加郁金、香附对药以治其疼痛；去大枣，加苍术、陈皮者，是因为见舌苔白腻。二诊时见服药后诸症减轻，纳谷增加，但仍有口苦，故守大柴胡汤，减少大黄用量，另加栀子、龙胆草、牡丹皮清泻肝胆。由此可以推见，师父诊得患者肝胆郁火甚重，可能患者形气俱实，见有目赤尿赤、胸中烦热、急躁易怒、恶热喜凉等表现。

王某，女，34岁，住昌平县。1989年8月25日，初诊：

胃脘痛半年，既痛且胀，痛甚则呕，反复不愈，吞酸，烧心，咽喉不利。月经适断，经行十天，量少。脉沉缓，舌苔白，舌质淡，有齿痕。虚寒胃痛。

桑螵蛸 15g　　瓦楞子 15g　　大黄炭 10g　　海螵蛸 15g

干姜 10g　　肉桂 3g　　台乌药 10g　　白芍 15g

甘草 6g

7 剂。

1989 年 9 月 1 日，二诊：

8 月 27 日 B 超显示心、肝、胆、胃未见异常。胃脘痛减，吐酸止，偶嗳气，耳聋。舌淡红，苔白，脉缓。前法加减。

桑螵蛸 15g　　瓦楞子 15g　　大黄炭 10g　　干姜 6g

肉桂 3g　　乌药 10g　　焦楂 15g　　建米曲 15g

草蔻 6g^{打碎}

6 剂。

1989 年 9 月 8 日，三诊：

胃脘疼痛明显减轻，偶有不适；轻微胃胀。舌淡苔白，脉缓。守前法加减。

桑螵蛸 15g　　瓦楞子 15g　　大黄炭 10g　　干姜 3g

肉桂 3g　　乌药 10g　　草蔻 6g^{打碎}　　木香 3g

7 剂。

【笺疏】胃脘痛半年，既痛且胀，痛甚则呕，反复不愈，这样的临床表现显示虚实夹杂，但反映不了寒热性质。吞酸、烧心、咽喉不利三症很容易让医者做出热证的诊断。然其脉沉缓，舌苔白，舌质淡且有齿痕，如此舌脉又是虚寒证的明确特征。月经甫尽者，血室空虚也。故经量不多可以视为气血不足之证。因此师父辨证为"虚寒胃痛"。处方用甘草干姜汤合肉桂、乌药温中散寒，用芍药甘草汤缓急止痛。以海螵蛸、瓦楞子、大黄炭收涩制酸；制酸即可止痛。大黄炭不仅能制酸，而且有降胃通腑功能。就临床所见，烧心反酸多见于胃热，亦有属于胃寒者。处方若用海螵蛸是好理解的；海螵蛸既可以和胃，还可以治疗月经量少。然而处方用的是桑螵蛸，而不是海螵蛸，我揣度或许患者有女性常见的尿频、尿失禁症状。

二诊时见胃脘痛减，吐酸止，仅余偶有嗳气，舌淡、苔白、脉缓。故守前法前方加减：仍用瓦楞子、大黄炭制酸止痛；用干姜、肉桂、乌药、草豆蔻温胃散寒，添山楂、神曲和胃消食。至于耳聋，它只是一个副症，或许与胃食管反流导致的咽炎有关，故但治其胃，并不加对症治疗的药物。

三诊时胃脘疼痛进一步减轻，仅偶有不适，轻微胃胀。舌淡、苔白，脉缓。故仍守前法进退。

本案各处方药味简洁，药量轻灵。值得治胃病者参考。

兰某，女，42岁，住天竺乡。1989年8月14日，初诊：

胃脘堵闷，噫气则爽，如气不出则作呕吐，两胁苦满。肝胆气郁，胃气不和。

柴胡 16g	半夏 15g	党参 10g	旋覆花 10g
大枣 5 枚	黄芩 10g	生姜 15g	炙草 10g
代赭石 6g			

7 剂。

1989年8月21日，二诊：

呃忒体疲，脉来弱。

| 橘皮 12g | 竹茹 15g | 炙草 10g | 党参 10g |
| 生姜 15g | 大枣 12 枚 | | |

7 剂。

1989年8月28日，三诊：

呃忒见大效，心下痞，胁下有水气。

生姜泻心汤加茯苓 30g，7 剂。

【笺疏】心下痞，嗳气则舒，若不得嗳气则呕吐，可见其病为胃脘气痞，或兼痰饮，胃失和降。其两胁苦满由肝胆气郁所致。故处方用小柴胡汤合旋覆代赭汤疏泄肝胆，理气消痞，降逆和胃。二诊时见服药后诸症缓解，然出现呃逆。师父习惯将呃逆叫作呃忒。其脉来弱。故处方用《金匮要略》治呃逆之橘皮竹茹汤益气补中，化痰降逆。"哕逆者，橘皮竹茹汤主之。"其方的药物组成为陈皮、竹茹、大枣、生姜、甘草、人参；师父以党参易人参。《金匮要略》原方生姜用半斤，大枣用三十枚，二物的用量甚大。故本案处方亦用生姜 15g，大枣 12 枚。生姜辛，能散胃中之寒而降逆；大枣甘，能缓呃逆的冲逆之气。

三诊时呃逆大减，犹见心下痞、胁下有水气。故转方用张仲景治心下痞、胁下有水气的生姜泻心汤，并加茯苓 30g，以加强去水气的药力。

刘某，男，60岁，住西马。1989年8月14日，初诊：

心下痞，憋气，饮食少，无胃口，二便正常，时有嗳气。脉弦，舌白腻。肝胃不和，气机不畅。

苍术 10g	藿香 10g	陈皮 10g	半夏 15g
厚朴 15g	大腹皮 10g	茯苓 20g	神曲 10g
香附 10g	木香 10g	川芎 10g	柴胡 10g
白蔻仁 10g			

7 剂。

【笺疏】心下痞闷，食欲差，饮食少，时有嗳气，苔白腻。由此苔白腻即可知其病为胃腑气机郁而不畅。肝胆主疏泄，胃腑直接受其影响。土壅而木郁，其脉弦，故知"肝胃不和，气机不畅"。胃者，汇也。阳明居中主土，万物所归。因此在胃腑气郁的同时往往也存在食郁、湿郁的病机。故处方用平胃散、藿香正气散、越鞠丸三方相合。热象不明显，故不用栀子。诸邪壅郁，故不用甘草。另加柴胡疏泄肝胆，加白豆蔻芳香化湿。

杨某，女，46 岁，住李遂。1988 年 12 月 26 日，初诊：

多年来胃脘痛，泛酸，畏冷食，大便不正常，不成形。脉沉滑。拟和胃温中之法。

良姜 10g	香附 10g	蒲黄 10g^包煎	五灵脂 10g
紫苏 6g	厚朴 10g		

12 剂，水煎服。

【笺疏】就临床所见，胃脘痛的类型较多，故治法应当各有不同，立法处方时要辨别寒热虚实。本案病例胃痛多年，虽然从来就有"暴痛非热，久痛非寒"的说法，但久痛属于陈寒痼冷的病例也不少见。本案师父用和胃温中法，可知他诊得其证属寒。反酸、畏冷食、大便不成形皆属于中性症状，不能反映疾病的寒热虚实性质，虚实寒热各种证型皆可见，医者难以根据这几个症状断定为胃寒。反酸多见于胃热，亦可见于胃寒。畏冷食常见于胃寒，但是也不少见于胃热。笔者在本套丛书中多次说到，患者的形色、舌脉具有更加重要的辨证价值。师父可能主要依据形色、舌脉将本案病例诊断为胃寒，只是病历文字没有反映出来。处方用良附丸、失笑散合方，温胃止痛，另加紫苏、厚朴温中散寒。

周某，男，32 岁，住后沙峪。1988 年 12 月 26 日，初诊：

胃痛十余年，近 3 天食凉食致疼痛加重，服止痛药缓解。痛甚连腰，大便尚调。脉沉弦细。

砂仁 10g	广木香 10g	党参 10g	云苓 15g
白术 10g	炙甘草 10g	半夏 10g	陈皮 10g
香附 10g	良姜 10g		

12 剂，水煎服。

【笺疏】处方为香砂六君子汤合良附丸，由此可见师父辨本案病例为脾胃虚寒证。古语"暴痛非热，久痛非寒"只是言大概率，而不是绝对化的一种说法。进寒凉饮食导致疼痛加重，这可以作为诊断胃寒的参考依据，并不能作为决定性的依据。就临床所见，胃热者亦可能由寒凉饮食诱发胃痛，不宜据此作胃寒治疗。对于这种性质的胃痛，即使可以用少许热药散新受之寒，也必须用寒凉药物清其胃热。本案病例脉沉弦细，为阴脉，主虚寒。如果其人面无热，舌苔薄、舌淡红，形不足，那就可以确定脾胃虚寒的诊断。

潘某，女，37 岁，住顺义城关。1988 年 7 月 4 日，初诊：
近日胃脘痛，嗳气，吞酸，纳差，颜面垢。脉弦沉。

苍术 10g	厚朴 12g	陈皮 10g	茵陈 12g
凤尾草 12g	连翘 6g	黄芩 3g	黄连 3g
神曲 10g	麦芽 10g	山楂 10g	莱菔子 6g
藿香 6g			

7 剂，水煎服。

【笺疏】处方用平胃散加茵陈、凤尾草、连翘、芩、连去胃脘湿热，并从藿香正气散借来藿香、神曲、莱菔子，另加麦芽、山楂、消其食滞。

本案病历一句"颜面垢"，反映出师父在临床注重面部望诊。古代名家皆重面色望诊。《伤寒论》之"面色缘缘正赤""面色反有热色者"等，《金匮要略·脏腑经络先后病脉证第一》于"病人有气色见于面部"有集中论述。这些内容都显示张仲景很重视面色的诊断辨证价值。

王某，女，38 岁，住后沙峪。1989 年 9 月 1 日，初诊：
胃痛 3 天，全身无力。3 天来胃痛明显，腹痛甚，不呕，用胃建乐无效。嗜枣、柿子。舌淡苔少，脉沉细。切胃部有硬结。理气和胃散结。

藿香 10g	苏梗 10g	木香 6g	砂仁 3g^{后下}
草蔻 6g^{打碎}	内金 15g	荜茇 10g	干姜 6g
肉桂 3g			

7剂。

【笺疏】本案病例胃痛、腹痛，切得上腹部有硬结，患者有喜欢吃大枣与柿子的嗜好；大枣甘壅，多吃柿子也有形成柿石症的可能。师父依据舌淡、苔少、脉沉细的舍脉，辨证为胃寒气结，拟定"理气和胃散结"的治法，用藿香、苏梗、木香、砂仁、荜茇、干姜、肉桂一派辛温入胃之品，以理气散寒，散结止痛，且用鸡内金15g化食消积。"胃建乐"不知为何药，或为"胃得乐"的快笔之误。

满某，女，33岁，住顺义城关。1989年9月1日，初诊：

胃脘痛两年。两年来经常胃脘疼痛，于食后明显，痛且胀，痛甚引背，身倦乏力。无吞酸、烧心。大便1周未行。舌淡嫩，苔少，脉细。胃脘痛兼感寒邪。

藿香 10g	苏梗 10g	木香 6g	砂仁 3g^{后下}
草蔻 6g^{打碎}	乌药 10g	干姜 6g	肉桂 3g
熟军 10g			

7剂。

【笺疏】舌淡嫩，苔少，脉细，这是虚寒特征。胃脘痛而无吞酸、烧心，也说明并非胃热。所以师父断曰"胃脘痛兼感寒邪"。胃脘痛于进食后明显，既痛且胀，这是胃肠壅实的特征。空腹痛多虚，饱腹痛多实。故处方亦如前案，用藿香、苏梗、木香、砂仁、干姜、肉桂，更加草豆蔻、乌药，集合一派辛温入胃之品，以理气散寒，和胃止痛。由于同时存在胃肠壅实、大便一周未行的病情，故另加熟大黄10g以通腑泄实。

病历中有"胃脘痛兼感外寒"一句，但并未说明有新感外寒的经过。可能患者在诉说病情时提到近日身体受寒，医助未暇记录。

田某，男，34，住夏县营。1989年5月29日，初诊：

胃脘胀闷，舌苔腻，脉弦，尿黄，口苦。肝胃不和。

柴胡 15g	黄芩 10g	半夏 12g	生姜 12g
陈皮 12g	厚朴 12g	苍术 10g	茵陈 12g
白蔻仁 10g	藿香 10g	茯苓 12g	

7剂，水煎服。

【笺疏】胃脘胀闷，舌苔腻，脉弦，尿黄，口苦，病在肝胃，痰湿热之象很明确，属于肝胃不和的邪实之证。故处方用柴平煎化裁，疏泄肝胆，清化湿热，以和胃气。去甘草者，避其甘壅也。考虑到处方的清热祛湿之力不够，故另从甘露消毒丹借来藿香、茵陈、白豆蔻三物，以加强处方清热祛湿的力量。

李某，女，38 岁，住南彩。1989 年 3 月 28 日，初诊：

胃脘痞胀、堵闷三年，饮食尚可，大便干，数日一行。脉沉细，舌淡苔白。

半夏 10g	黄连 10g	黄芩 10g	干姜 12g
党参 10g	炙草 6g	大枣 7 枚	莱菔子 12g
木香 10g			

6 剂，水煎服。

1989 年 4 月 3 日，二诊：

药后症轻，大便干，二三日一行，时头晕，两胁作胀，脉弦，苔黄薄腻。

大柴胡汤 7 剂，水煎服。

1989 年 4 月 10 日，三诊：

川芎 10g	苍术 10g	香附 10g	栀子 10g
神曲 10g	枳实 10g	白芍 15g	陈皮 10g
青皮 10g	川楝 10g		

7 剂，水煎服。

1989 年 4 月 24 日，四诊：

头晕，心下闷，心烦多梦。脉弦细，舌红苔白。

小柴胡加夏枯草等：

柴胡 15g	黄芩 10g	半夏 12g	生姜 12g
党参 6g	炙草 6g	大枣 5 枚	夏枯草 15g
竹茹 10g	陈皮 7g		

7 剂，水煎服。

1989 年 5 月 8 日，五诊：

头晕，胃脘堵胀。

小柴胡汤 12 剂，水煎服。

1989 年 5 月 29 日，六诊：

头晕好转明显，舌红苔白。

小柴胡汤加神曲 10g、麦芽 10g。

7 剂，水煎服。

1989 年 6 月 5 日，七诊：

上症随诊，仍腹胀，曾胃镜检查"十二指肠溃疡"。脉沉细，舌苔薄白。

柴胡 15g	黄芩 10g	半夏 12g	党参 10g
陈皮 10g	竹茹 10g	夏枯草 10g	大枣 5 枚
甘草 6g	吴茱萸 10g	郁金 10g	枳实 10g
生姜 10g			

7 剂，水煎服。

【笺疏】本案病例胃脘痞胀三年，大便干，数日一行，此胃肠壅实之证。脉沉细，舌淡苔白，此气虚有寒之证。主要病位在阳明胃肠，虚实夹杂，寒象可见，病历文字中未见明显的热象。但处方不仅用了芩、连，而且黄芩的用量不小，黄连的用量较大。处方的基础方是半夏泻心汤。经方半夏泻心汤之黄芩、黄连的用量比例为 3：1。本案处方的黄芩、黄连俱用三两。既然用如此剂量的芩连清胃肠之热，师父应该是诊得胃肠热气较甚。胃肠热气的诊断依据在病历文字中没有出现，我认为他应该是从形色察知的。

二诊时见病证减轻，时作头晕，两胁作胀，大便干，二三日乃得一行，脉弦而苔黄薄腻，师父辨证为湿热气食诸邪郁于胃脘，兼有肝胆郁滞。胃者，汇也。胃既是水谷汇集之地，也可能成为水饮湿邪、宿食停滞之所。故二诊转方用大柴胡汤疏泄少阳阳明肝胆胃肠，三诊用越鞠丸治诸邪之郁。两胁作胀，头晕，脉弦，这是肝胆郁滞、肝气上冲的表现，故处方另加枳实、白芍、青皮、陈皮、川楝子疏泄肝胆。枳实、芍药是一组对药，具有疏泄肝胆胃肠的功能，大柴胡汤、四逆散、枳实芍药散俱用之。

四诊时患者头晕，心下闷，心烦多梦，脉弦细，舌红苔白。头晕，心烦，脉弦细，此是少阳柴胡证。再结合前三诊的经过，仍辨证为少阳气郁。由于多梦寐差，故处方用小柴胡疏泄少阳，加夏枯草以强化其疏泄少阳之力。不仅如此，夏枯草于疏泄少阳的同时，还具有安神、止眩的功能。处方中的竹茹、陈皮来自温胆汤，与半夏相合，亦能化痰安神。

五诊病历记载头晕，胃脘堵胀，似乎心烦多梦消失，故但用小柴胡汤。六诊时头晕比较明显，故仍守小柴胡汤。或许见食物难消的表现，故加神曲、麦芽消食和胃。神曲、麦芽亦有疏泄肝胆胃肠的功能。七诊时仍然腹胀，故仍守小柴胡汤加陈皮、枳实、竹茹，如此用药，是兼用柴芩温胆汤之意。加夏枯草的目的已述如前。加郁金疏泄肝胆，行气活血。至于加吴茱萸一味，且其用量为 10g 之重，我认为是因为见脉沉细，舌苔薄白，故判断为胃气虚寒。张仲景在《伤寒论》中说，如果患者腹中有陈久的寒气，即应该加吴茱萸、生姜温里散寒："若其人内有久寒者，当归四逆加吴茱萸生姜汤主之。"处方在加吴茱萸之后，便具有了经方吴茱萸汤之实，能温中益气，降逆和胃。

陈某，女，50岁，住顺义南彩。1988年1月4日，初诊：
近二月来胁胀，脘痞，大便溏薄，畏寒。

柴胡 14g	黄芩 9g	半夏 12g	生姜 12g
桂枝 10g	白芍 10g	炙草 6g	党参 6g
枳实 10g	牡蛎 20g	茵陈 10g	大腹皮 10g

6剂，水煎服。

【笺疏】胁胀多为少阳病证，脘痞为阳明胃腑病证。大便溏薄，恶寒喜暖，这反映本案病例同时存在脾胃气阳不足的病机。处方用柴胡桂枝汤去大枣，加牡蛎，这是《伤寒论》小柴胡汤用法。用柴胡、芍药，另加枳实，这又是用大柴胡汤意，目的是疏泄少阳而治其胁胀，进而也可以治疗脘痞。用姜、桂、参、草及半夏温中助阳，此五物也能散寒和中，行气消痞。处方为什么要用茵陈、大腹皮？我认为师父一定是诊得较为明显的湿热征象，如舌苔黄腻，或小便短赤，或形盛腹满，故加此二物，以配合黄芩清热祛湿。

温某，女，49岁。1987年3月9日，初诊：
胃痛，纳呆，腹胀。甲亢。月经已停一月。

川芎 9g	苍术 10g	香附 12g	栀子 10g
神曲 10g	郁金 10g		

6剂，水煎服。

【笺疏】本案处方为越鞠丸加郁金。既然如此用药，则知师父辨本案病例为郁证，由湿、气、血、食、痰、火诸邪郁于中焦所致，故症见胃痛、纳呆、腹胀。师父常用越鞠丸治疗胃脘邪郁之症，其重要辨证指标之一是苔腻，包括苔白腻、黄腻或厚腻。本案病历一定漏记了这一舌象。加郁金配合川芎、香附理气通络；郁金、香附为师父常用的一组对药。一般而言，甲亢患者多有肝旺内热病变；用栀子可以清泻肝胃郁热。所谓"月经已停一月"，意思是已经两个月未来月经。患者年届七七，天癸枯竭，停经也属自然。这一信息对于辨证没有太多意义。

李某，女，25岁，住木林乡。1987年2月23日，初诊：
易外感，四逆，胃脘胀满，堵闷胸憋，得嗳气则舒，纳可。嗜睡，月经正常，二便调，易烦躁。舌红。

柴胡 12g	黄芩 10g	半夏 12g	生姜 12g
党参 6g	炙草 6g	白芍 12g	桂枝 9g
大枣 7 枚	香附 10g	郁金 10g	竹茹 12g

6 剂，水煎服。

1987 年 3 月 2 日，二诊：

药后症减，有时咳嗽，经行易外感，痰黄。

菊花 10g	蒺藜 10g	前胡 10g	桔梗 9g
桑叶 10g	竹茹 15g	半夏 15g	陈皮 10g
海蛤壳 15g	青黛 9g^{包煎}	枳实 10g	茯苓 15g
黄连 6g	黄芩 6g	生姜 10g	冬花 6g
甘草 6g			

6 剂，水煎服。

【笺疏】胃脘胀满，堵闷胸憋，得嗳气则舒，这些显然是胃脘气滞的表现。四逆即四肢逆冷，其轻者仅为手足不温。四逆与舌红、烦躁并见，则四逆并非阳虚，而是阳郁。嗜睡亦可认为是由阳气抑郁不伸导致。肝胆主疏泄，胃脘气滞常与肝胆失于疏泄有关。故本案病例可以辨证为胆（肝）胃不和，胆胃气滞。病历开头即写"易外感"三字，可能患者在就诊时也有外感症状，如咳嗽、咽不舒、头身疼痛或肢节疼痛等。故处方用柴胡桂枝汤两和太少，外解表邪，内疏肝胆而和脾胃。清代医家柯韵伯所说，桂枝汤既可治表，亦可治里。外症得之可以调和营卫，内症得之可以调和脾胃。其实既然容易外感，即使当前无明显的外感病证，也可以用桂枝汤调和营卫，以御风邪。加香附、郁金疏泄肝胆。香附、郁金是师父治疗肝胆胃脘郁滞诸症常用的一个对药。另加竹茹化痰和胃。

病历中之所以无脉象记载，这是因为师父在切脉之后，没有顾得上说出脉象，故抄方者在书写病历时也未记录舌象。不独本案，其他不少医案亦如此。

二诊时见服药后胃脘胀满、堵闷胸憋减轻，故转为清热化痰、宣肺理气方法，目的是同时治其痰咳。处方用芩连温胆汤合黛蛤散、止嗽散化裁。由于处方开头即写菊花、白蒺藜，又用黛蛤散，菊花、白蒺藜能清肝疏肝，黛蛤散也能清肝平肝，所以笔者推测存在肝热气逆表现，如头胀、目胀、性情急躁等。初诊病历记载患者易急躁，可以佐证我的推测。由于处方的主要功能为清热化痰、理气宣肺，所以此时也能同时治疗胃脘胀满及胸膈憋闷。

初诊处方用参、草、枣及桂、芍扶助正气，二诊处方转为一派化痰清热之品，纯粹攻邪。前后相比，变化很大。这体现了师父随证治之的临床运用之灵活。

庞某，女，72岁，住顺义南圈。1988年12月12日，初诊：

憋气，气短，胃脘疼痛，不欲饮食，嗳气。脉弦，偶见结象，舌苔薄白。肝气逆于胃脘。

| 川芎 10g | 苍术 10g | 香附 10g | 神曲 10g |
| 栀子 10g | 川楝 10g | 延胡 10g | |

7剂，水煎服。

1988年12月19日，二诊：

胃脘疼痛，憋气，口苦心烦，大便不爽。血压高。脉弦滑。

柴胡 12g	黄芩 9g	半夏 12g	生姜 15g
枳实 10g	白芍 10g	大黄 1.5g	香附 10g
郁金 10g			

6剂，水煎服。

【笺疏】胃脘疼痛、不欲饮食、嗳气，显然病在胃脘。其脉弦，憋气，气短，这些又是肝气郁滞、肝胃不和的表现。故处方用朱丹溪治六郁之越鞠丸，合金铃子，以疏肝理气，活血止痛。二诊时见服药后疗效并不理想，考虑到治疗胆胃两腑壅郁之病，用越鞠丸解郁不效，即当通腑泄实，故转方用大柴胡汤治疗阳明少阳气火交郁；大柴胡汤治郁之力胜过越鞠丸。另加香附、郁金对药理气以助之。

刘某，男，42岁，住怀柔上荣道河乡。1987年3月9日，初诊：

胃脘痛十个月余，嗳气，胃脘发凉，大便尚调，肠鸣。

川芎 10g	苍术 10g	香附 10g	栀子 10g
神曲 10g	柴胡 12g	白芍 10g	枳实 10g
炙草 6g			

6剂，水煎服。

【笺疏】胃脘疼痛，嗳气，胃脘发凉，好似胃寒。不过师父并未因为患者诉"胃脘发凉"而作胃寒证施治，而用的是越鞠丸合四逆散。越鞠丸治湿、气、血、食、痰、火六邪之郁，其中用栀子苦寒清热。四逆散疏泄肝气，柴、芍、枳实皆寒。两方都无辛温散寒药味。所以笔者推测本案病例的舌脉应该是苔腻、脉弦。不唯如此，还应该兼有若干反映热郁的表现，如舌红、面赤、尿黄、手温等。只是由于师父并未口授，抄方者也未记录。不然，师父不会用此二方，而有可能会用良附丸、甘草干姜或桂枝甘草等方，或更用草豆蔻、益智仁、荜澄茄等温胃散寒。

高某，女，16岁。1987年5月4日，初诊：

胃痛，干呕，头时晕，月经尚调，大便正常。

柴胡 15g	黄芩 10g	清半夏 12g	生姜 12g
党参 6g	炙草 6g	大枣 7 枚	元胡 9g
川楝 9g	香附 9g		

6剂，水煎服。

1987年5月11日，二诊：

呕晕减轻，一周来胃痛两次。经带尚调。

半夏 12g	生姜 12g	柴胡 10g	黄芩 9g
茵陈 15g	凤尾草 15g	土茯苓 12g	炙草 3g
苍术 10g	厚朴 10g	香附 10g	陈皮 10g
栀子 9g	神曲 10g		

6剂，水煎服。

【笺疏】干呕、头晕，此为小柴胡汤证。主诉为胃痛，可见病变为胆胃不和。故处方用小柴胡汤合金铃子散加香附疏胆和胃，理气止痛。肝胃不和，有柴胡证，通常可以考虑用小柴胡汤，或大柴胡汤，或柴胡桂枝汤。本案用小柴胡汤，笔者推测应该见有脾胃不足等正虚之象，如形体不壮、神气较弱、面色黄、脉弦细等。服药后呕、晕、胃痛均见减轻。二诊处方为小柴胡汤合柴胡解毒汤、平胃散、越鞠丸，并去参、枣，这显然是为了祛邪，而不在于兼扶正气。由于处方用了柴胡解毒汤，我认为本案病例大概是肝炎。又由于处方用了平胃散、越鞠丸，我认为其舌苔一定既厚且腻，这反映肝胆及胃腑诸邪壅郁的病变。处方未用苍术、草河车，可能师父考虑处方中治湿邪的药味已多，且患者并非体质强壮之人。

杨某，女，32岁。1987年9月7日，初诊：

胃脘疼痛一年余，胀痛，食酸加重，梦多，便调，月经量少，色如常，白带多。苔薄黄质暗，脉沉弦细。

| 良姜 9g | 香附 10g | 川芎 10g | 苍术 10g |
| 神曲 10g | 蒲黄 10g | 五灵脂 10g | 川楝 9g |

延胡索 10g   青陈皮各 10g   炙草 6g

6 剂，水煎服。

1987 年 9 月 14 日，二诊：

胃脘痛，腹胀，便溏，下坠，时有嗳气，肠鸣，纳可，舌尖溃疡。脉沉弦细。

生姜 15g   干姜 3g   黄连 10g   黄芩 6g

茯苓 30g   枳实 10g   半夏 12g   炙草 10g

党参 10g   大枣 12 枚^{去核}

6 剂，水煎服。

1987 年 9 月 28 日，三诊：

胃胀痛，大便溏，下肢微肿。

茯苓 30g   猪苓 15g   泽泻 12g   白术 10g

桂枝 10g   炮姜 6g   枳实 10g   陈皮 10g

6 剂，水煎服。

1987 年 10 月 5 日，四诊：

舌质暗，苔白腻。胃痞已止，近日小便灼热疼痛。

赤小豆 15g   当归 20g   黄连 2g   茯苓 15g

双花 20g   公英 20g   甘草 10g   白芍 10g

瞿麦 12g   萹蓄 12g

4 剂，水煎服。

【笺疏】本案为一胃脘痛病例，处方开头二味药为良附丸，提示师父的辨证结果为寒气胃痛。用越鞠丸，去掉其中苦寒的栀子，也说明了这一点。那么寒气胃痛的诊断依据是什么？白带量多为脾湿下注所致，脉沉弦细为阴脉，这两项脉症是重要的依据。我认为此外还应该有面色、手掌及尺肤寒等。失笑散、金铃子散是治疗胃脘痛的两个临床十分常用的专病专方。加青皮、陈皮、炙甘草理气和中。之所以用青、陈皮理气和中，是因为还存在腹胀，此从二诊病历可以看出。

二诊时的脉症表现符合经方生姜泻心汤证的主要特征：胃脘痛、腹胀、便溏、嗳气、肠鸣。初诊虽然为寒气胃痛，但是也见有"苔黄"的热象。二诊所见舌尖溃疡也常由内热所致。故师父于二诊时遂诊断为中焦脾胃寒热错杂。由于见有嗳气、肠鸣音过于寻常（腹中雷鸣）的症状，可知胃肠有水气，故处方用生姜泻心汤作为基本方，以和胃消痞。加枳实消痞，加茯苓行水，且茯苓用量很大。三诊病历中有"下肢微肿"，四诊病历中有"近日小便灼热疼痛"，由此可以推知在二诊时其实是有水气内停症状的，茯苓之所以用30g，其道理即在于此。三诊见胃胀痛，大便溏，下肢微肿，这是由水饮内停所致，故处方用五苓散去水，加炮姜、枳实、陈皮，既能治大便溏，亦能治胃脘胀痛。

许某，女，36岁。1987年9月7日，初诊：

二个月来胃脘疼痛，胁胀，噩梦多，纳呆，二便调，月经后错，白带多。舌红，苔薄黄。

肝胃不和。

川芎 10g	苍术 10g	香附 10g	神曲 10g
柴胡 12g	川楝 9g	元胡 9g	佛手 12g
桂枝 10g	茯苓 30g		

6剂，水煎服。

1987年9月21日，二诊：

左胁及胃脘痛，脉沉。

柴胡 14g	黄芩 9g	半夏 10g	生姜 10g
党参 9g	炙草 9g	桂枝 10g	白芍 10g
牡蛎 30g	香附 10g		

6剂，水煎服。

【笺疏】胃脘疼痛，胁胀，纳呆，此肝胃不和也。肝主疏泄；若其疏泄功能不足，肝气郁滞，即可能继发湿、食、气、血诸郁。肝藏魂；胃不和则卧不安，故此时可出现多梦、恶梦症状。肝藏血，肝为女子先天，肝气郁滞还可能导致月经延后。病历未记录脉象，我估计为弦脉。白带多者，水湿盛也。故处方用越鞠丸为基本方。师父治肝胃不和病证常用越鞠丸；舌苔腻或厚腻是他应用越鞠丸的重要指征，但也并非必须具备的指征，如本案病例即见舌苔薄黄。合金铃子散，加柴胡、佛手，以疏肝理气，行血止痛。加苓、桂对药化气行水，以治湿气。本案病历的处方里原有一味"栀子"，但是被划掉了，病历保留着修改痕迹。这一处修改很有意思。师父开始拟用越鞠丸全方，后来又觉得用栀子不妥，故而划掉。舌红、苔薄黄为热象，为何处方却去掉栀子？我估计是因为患者的形色见有虚寒之象。

二诊时犹有胁肋及胃脘疼痛，脉沉。转方用柴胡桂枝汤为基本方，去大枣加牡蛎是《伤寒论》用法，且牡蛎有平肝和胃止痛功能。由于柴胡桂枝汤有参、草、枣之甘补，所以本案病例应该见有形气虚寒表现。初诊处方虽着重解郁行滞，也去掉了栀子；二诊处方则兼补正气。二诊处方另加香附，这是为了加强疏肝理气、和胃止痛的效果。

杨某，女，60 岁。1987 年 9 月 7 日，初诊：

胃痛，呕吐，口苦口秽，大便干结，一身无力，纳差，高压病史。舌质暗苔腻。脉滑。

肝胃郁热。

柴胡 12g	黄芩 10g	半夏 12g	生姜 12g
竹茹 15g	枳实 10g	陈皮 10g	白芍 10g
大黄 2g	大枣 3 枚	生石膏 10g	滑石 10g
茵陈 10g			

6 剂，水煎服。

1987 年 9 月 14 日，二诊：

胃痛愈，排便好转。口苦，咽中有痰，难以咯出，自觉口鼻有臭味，鼻塞，流清涕，脉弦。

黄连 10g	双花 10g	连翘 10g	桔梗 10g
薄荷 3g^{后下}	鱼腥草 10g	薏米 15g	炒苍耳子 10g
冬瓜仁 15g	半夏 14g	竹茹 14g	青黛 9g^{包煎}
白芷 6g	柴胡 10g	生姜 10g	

6 剂，水煎服。

1987 年 9 月 21 日，三诊：

病证略见好转，口干，鼻流黄涕，二便调。左侧头痛。

柴胡 14g	黄芩 10g	半夏 10g	生姜 10g
丹皮 10g	白芍 15g	白芷 10g	当归 10g
龙胆草 10g	蜈蚣 1 条	连翘 10g	生石膏 12g
知母 6g	葛根 10g		

6 剂，水煎服。

【笺疏】胃痛，呕吐，口苦口秽，大便干结，纳差，血压高，舌质暗，苔腻，脉滑，一派少阳胆腑与阳明胃肠壅塞之象。一身无力者，郁也，非虚也。故师父辨证为"肝胃郁热"。处方用大柴胡汤泄之。加竹茹、陈皮化痰，其人必形体盛，为痰湿之体。如此加味，处方亦有柴芩温胆汤之实。生石膏、滑石二物是从桂苓甘露饮借来。之所以用此二物，是因为见舌苔腻、口苦、口秽。其实这些表现也是加茵陈的理由。二诊时见呼吸道痰热症状突出，故转方用清泻胆热、化痰通窍之法。三诊时病证好转，不过仍有口干、鼻流黄涕、左侧头痛。左侧头痛为肝病，这显示肝胆湿热未清，故处方用"柴胡汤四味"加龙胆草、牡丹皮、生石膏、知母、连翘清之，加加归、芍、白芷、蜈蚣、葛根理血调肝，以治头痛。

茹某，男，43 岁，住顺义。1987 年 6 月 15 日，初诊：

胃痛一月，近一月来胃脘疼痛，大便日二三次，小便黄。既往肝炎。脉弦而数，舌苔白腻。

川芎 10g	苍术 10g	香附 12g	栀子 10g
神曲 10g	川楝 10g	元胡 10g	白芍 20g

6 剂。

1987 年 7 月 13 日，二诊：

胃痛已止，偶左胁下痛，大便仍日两次。近诊肝功三项正常。

柴胡 12g	黄芩 6g	木香 9g	黄连 6g
香附 10g	郁金 10g	半夏 10g	生姜 10g
白芍 15g	川楝 9g	元胡 9g	

6 剂。

【笺疏】胃痛，尿黄，脉弦而数，苔腻，肝胃不和，六郁之证明显，故处方用越鞠丸合金铃子散，另加白芍平肝缓急，和胃止痛，此乃师父治疗肝胃不和之胃脘疼痛的通常用法。二诊时胃痛消失，仅仅偶有左胁下痛。左胁下痛者，其实多是胃痛，不过古人认为肝主胁肋，行气于左，故多视左胁疼痛为肝病。所以处方用疏肝通络、和胃止痛之法，用柴胡汤四味合金铃子散，另加香附郁金对药，更加白芍。用香连丸方药既能清热和胃，理气止痛，又有调治大便的目的。

高某，女，42 岁，住南彩乡。1989 年 8 月 14 日诊，初诊：

心悸，自汗，胃脘痞满，不欲饮食，嗳气，右胁亦胀满不适，大便日再行。肝脾不和，升降不利。

柴胡 15g	黄连 9g	生姜 12g	炙甘草 10g
黄芩 10g	半夏 12g	党参 10g	牡蛎 30g
枳壳 10g	桔梗 10g	木香 9g	

7 剂。

1989 年 8 月 21 日，二诊：

服药见好，今方仍主舒肝和脾。

柴胡 15g	半夏 12g	党参 10g	牡蛎 30g
枳壳 10g	佛手 12g	黄芩 10g	生姜 10g
炙草 10g	片姜黄 12g	陈皮 10g	

7 剂。

1989 年 8 月 28 日，三诊：

木通 10g	黄连 10g	竹叶 12g	生地 12g
甘草梢 6g			

7 剂。

【笺疏】师父抓住心下痞、不欲饮食、嗳气的主症，诊断为寒热错杂、升降失常的痞证。又因为右胁胀满多属肝病，故处方用半夏泻心汤合小柴胡汤，目的是两和肝脾。胁下胀满，故去大枣，加牡蛎。另加枳壳、桔梗调脾胃升降，更加木香理脾胃及肝胆之气。牡蛎还可治心悸、自汗。二诊时见服药显效，故仍守上法，对处方进行微调：去黄连、桔梗，加佛手、陈皮、片姜黄疏肝理气和胃。三诊病历未记脉症，处方为导赤散加黄连。导赤散具有清心利尿功能，主治心经火热证，其主要表现有口舌生疮、小便短赤、涩痛等。师父用导赤散加黄连，我认为必有这样一些症状。黄连能清泻心与小肠之火，可加强导赤散的功能。

崔某，女，23 岁。1987 年 9 月 14 日，初诊：

胃脘胀满，宽带得舒。痰盛，大便素溏，月经量少，经行时腰酸腿痛，气短、口苦、头晕、心悸，脉弦。

桂枝 10g	茯苓 30g	白术 10g	炙草 10g
龙骨 20g^{先煎}	牡蛎 20g^{先煎}	泽泻 15g	猪苓 20g
枳实 10g			

12 剂。

【笺疏】心下痞满，气短，头晕，心悸，痰盛，大便溏，此脾胃气虚、心下停饮之证。脉弦者，饮也。故处方用苓桂术甘汤为基本方，以温中健脾，甘温化饮。加泽泻以强化其利水消饮之力；此亦有用《金匮要略》泽泻汤之意。加枳实以行气消痞；此亦有用《脾胃论》枳术丸之意。加牡蛎、龙骨以宁心止悸；此亦有用《伤寒论》桂枝甘草龙骨牡蛎汤之意。

王某，女，48 岁。1987 年 12 月 28 日，初诊：

胃脘不适，后背痛，手有时麻木。原有胆囊炎。脉沉，苔薄白。

柴胡 12g	黄芩 9g	半夏 10g	生姜 10g
党参 6g	炙草 6g	大枣 7 枚	白芍 10g
桂枝 10g	片姜黄 10g	当归尾 10g	

6 剂。

【笺疏】师父常用柴胡桂枝汤治胃脘痞胀、胃脘疼痛等病证，亦常用该方治疗手臂麻木。本案病例既有胃脘不适，又有手麻，故处方用柴胡桂枝汤为基本方。不过并非每一例胃脘不适、手臂麻木都用柴胡桂枝汤治疗。我们知道小柴胡汤和桂枝汤二方都具有一定的补益功能，所以柴胡桂枝汤虽有黄芩之苦寒，但是也有夏、姜、参、草之甘温，所以全方的总体性质是偏于甘补的。因此，该方适合治疗的病证当以正气虚寒为主，以气滞郁热为次。在色脉上当有面色黄、脉弦细、手不温以及形不足等特点。还有一点需要指出，该方适合治疗的病证，无论是正虚还是邪实，其病变程度都不是很重。后背属太阳，故后背痛也在柴胡桂枝汤的主治范围之中。清代医生沈明宗说柴胡桂枝汤治疗四时心腹疼痛，其效如神。他所说的心痛其实就是上腹部疼痛，而且主要就是胃痛。《伤寒论》第 146条云："伤寒六七日，发热微恶寒，支节烦疼，微呕，心下支结，外证未去者，柴胡桂枝汤主之。"其中心下支结的病机是少阳郁滞，以及由此继发的木气横逆犯胃。该条所论的始发病证为伤寒，就诊时既有少阳郁滞，又有太阳余邪，所以既用小柴胡汤，亦用桂枝汤。后世医家认识到，即使并非外感病，而是杂病，并无发热恶寒等表证症状，只是肝胆脾胃不和的胃肠道病证，那也要用小柴胡汤加桂枝、芍药。因为桂枝这味药物既能治心腹疼痛，又能平抑肝胆。芍药这味药物既能柔肝制木，又能缓急止痛。师父认为手臂麻木是应用柴胡桂枝汤的一个重要指征。手臂麻木既可能与营卫郁滞、营卫不足有关，也可能由少阳气郁引起。本案处方在柴胡桂枝汤之外，另加片姜黄、当归尾活血行气，通络止痛，并缓解手臂麻木。本案记载有胆囊炎病史。胆囊炎病史或许对选择将柴胡桂枝汤作为本案的基本方具有一定的启发性意义。不过本案病例即使无胆囊炎的病史，我想师父也会用柴胡桂枝汤。

庞某，女，42 岁。1987 年 5 月 25 日，初诊：
胃脘胀满，食后尤甚，下肢有时浮肿，呃逆，身热。苔腻，舌红，脉弦。

柴胡 12g	黄芩 10g	半夏 12g	生姜 15g
大黄 3g	枳实 10g	白芍 10g	香附 10g

郁金 10g　　　　栀子 10g　　　　茵陈 10g

4 剂，间日 1 剂。

【笺疏】胃脘胀满，食后尤甚，这显示为邪实之证。因为在多数情况下，胃脘疼痛或胃脘胀满若进食后得缓为虚，在得食后加重为实。此外，呃逆、身热、苔腻、舌红、脉弦诸脉症皆为邪实之征。下肢浮肿，无论其病机本质如何，其标亦为邪实。邪气壅实，主要病位在心下，故用《伤寒论》主治"心下急、郁郁微烦"的大柴胡汤疏泄少阳，疏通胃肠。去大枣者，为的是避其壅满。另加香附、郁金、茵陈、栀子，以疏泄肝胆而和胃气。栀子、茵陈皆有利尿除湿的功能，能消浮肿。此外，大柴胡汤既然能疏泄肝胆，疏通胃肠，所以它也有助于水液流行，能产生利水消肿的效果。

张某，女，46 岁。1987 年 5 月 25 日，初诊：

近一年来胃脘胀痛，生气时加重，按之亦加重，经带尚调。肝胃不和。

川芎 9g　　　　香附 10g　　　　苍术 10g　　　　神曲 10g

刺猬皮 6g　　　九香虫 6g　　　茯苓 12g　　　　白芍 12g

佛手 12g

6 剂。

【笺疏】本案病例胃脘胀痛；胀者多气滞。生气时加重，更加清楚地说明此胃脘胀痛与肝郁气滞有关。至此可以做出肝胃不和、木气横逆犯胃的诊断。按之痛甚，实也。故处方用越鞠丸疏肝解郁。之所以去掉栀子，大概是因为未见明显的热郁现象。加茯苓、白芍、佛手，其目的是加强理气化饮、缓急止痛的药力。刺猬皮味苦、甘，性平，能降气定痛。九香虫性温，味咸，能理气止痛，温中壮阳。

北京中医药大学已故中医前辈董建华老师喜欢用此二物治疗胃痛。其实师父治胃痛用刺猬皮、九香虫的医案很少见。师父与董老关系密切，本案用此二物，想必是借用董老的经验。师父善于学习他人的医疗经验，老年亦保持读书不辍的良好习惯；他遇到好的治疗方法，即应用到临床实践。有一次我带一位患者去他家求诊，他诊脉察色之后，一面拟方，一面说："我读书正好看到这个用法，理当有效。"

董某，男，32 岁。1987 年 4 月 13 日，初诊：

近两月来胃脘疼痛，大便偏干，无泛酸烧心，不呕。脉弦，苔白厚。

| 川芎 10g | 苍术 10g | 香附 10g | 神曲 10g |
| 厚朴 12g | 枳实 10g | 大黄 1g | |

6剂。

【笺疏】胃脘疼痛，大便偏干，这说明胃肠有欠通降。苔白厚，也是胃肠浊气不降的反映。胃肠以通为用，以降为顺。胃肠不能顺利通降，则湿、食、气、血郁于胃中，即可能产生胃脘疼痛。故处方用越鞠丸去栀子，合小承气汤解诸郁而通降胃气。无反酸，无烧心，无呕逆，大便偏干而不结，舌苔白而不黄，这说明胃热并不重，故不用栀子，大黄亦仅用 1g。

张某，女，35 岁。1987 年 4 月 13 日，初诊：

脘痞腹胀，大便干，二三天一行，溲黄，心烦，月经不调，善太息。

柴胡 12g	黄芩 10g	清半夏 12g	生姜 12g
党参 6g	炙草 6g	大枣 5 枚	白芍 30g
枳实 10g	栀子 10g	大腹皮 10g	

6剂。

【笺疏】本案处方为柴胡桂枝汤去桂枝加枳实、栀子和大腹皮。由于加枳实，虽然没有大黄，亦有大柴胡汤意。张仲景大柴胡汤由两种药物组成。《金匮要略》记载的大柴胡有大黄，而《伤寒论》的大柴胡汤无大黄。宋·林亿等人在校对《伤寒论》时说："一方加大黄二两。若不加，恐不为大柴胡汤。"

笔者认为大柴胡汤之所以为大柴胡汤，虽然在于大黄之有无，更在于参、草之有无。有参、草则补，为小柴胡汤；有大黄、枳实、芍药则泻，为大柴胡汤。由此可见，即使没有大黄，但是有枳实、芍药，而无人参、甘草，那方剂的功能也是重在泻实，所以也是大柴胡汤。

本案病例脘痞腹胀，大便干，二三日一行，胃肠壅塞明也。溲黄、心烦，热也。月经不调、喜太息，少阳郁也。然毕竟大便虽干而不难，尚能二三日一行，胃肠壅塞并不很严重。笔者推测患者一定属于形气不实之人，脉亦弦细而缓。故处方用小、大柴胡合方；虽然去掉大黄，依然重用白芍，所以也能通腑。另加栀子，配合黄芩清热除烦；加大腹皮，配合柴胡、枳、芍等除胀消满。

朱某，女，51 岁。1989 年 3 月 6 日，初诊：

脘、胁疼痛，有烧灼感，痛连腰胯，心烦，舌淡，苔薄腻，脉弦细。唇紫。有慢性胰腺炎病史。

柴胡桂枝汤合小陷胸汤。

6剂。

1989年3月13日，二诊：

苍术 10g　　　厚朴 15g　　　陈皮 10g　　　川芎 10g

香附 10g　　　柴胡 14g　　　赤芍 10g　　　丹参 10g

川楝 10g　　　延胡索 10g

7剂。

1989年3月20日，三诊：

药后症轻。

上方续服6剂。

1989年3月28日，四诊：

上方续服7剂。

【笺疏】脘属胃，胁属肝胆，脘、胁疼痛，肝胆横逆犯胃也。胰腺炎也需要从肝胆郁滞、阻塞论治，可用柴胡剂。灼热感、心烦为郁热所致。如果脉弦实、苔厚腻，可以考虑用大柴胡汤泄之。而本案病例舌淡，苔薄腻，脉弦细，这说明虽然有热郁在里，但热气并不很重。不仅郁热不重，而且正气还有所不足。唇紫为血瘀之征。此时在治疗上应该一面疏泄肝胆，平抑木气，一面实脾扶正。故用柴胡桂枝汤合小陷胸汤。芩、连清热除烦，以治烧灼感，然其用量不宜大。瓜蒌既能清热化痰，同时也能活血止痛。

治胰腺炎一定要注意疏泄肝胆。胰腺炎主要是胰腺外分泌方面的病变。中医学理论中没有胰腺；胰腺也以通为用，不可郁滞、阻塞，故可以把胰腺视为腑。由于胰腺也有内分泌功能，所以更准确地讲，胰腺为脏腑合体的一个器官。脏者藏精气而不泻，腑者传化物而不藏。胰导管与胆总管有同一个出口，在十二指肠的乳突。由此可见，胰腺与胆道系统一通皆通，一塞皆塞；治胰腺炎当以疏泄肝胆、通腑降浊为主。不过，当胰腺外分泌功能下降时，也可以采用健脾补脾方法。在健脾补脾的同时，要兼顾疏通，以免导致壅塞。

二诊未记录一诊处方服药后的效果。但从二诊处方看来，师父应该是考虑到一诊处方疏泄之力不够强，参、草、枣之甘补于本案病例的治疗有所不宜。于是他改用平胃散合越鞠丸化裁，此二方能解肝胆及中焦胃腑之郁。其中甘草自然当去；另加柴胡、丹参及金铃子散理气活血也有道理，不过笔者未能很好领会师父去神曲、栀子的理由，我想或许还是因为考虑到患者舌淡、脉弦细，故不宜用泄太过。

服药后见效，但病证未除，故三诊、四诊皆守方。

张某，女，38 岁。1988 年 3 月 7 日，初诊：
胃脘胀痛，纳可，便调，两胁堵满，脉沉。

川芎 10g	苍术 10g	香附 10g	栀子 10g
神曲 10g	柴胡 12g	川楝 10g	元胡 10g
片姜黄 10g	木香 10g		

7 剂。

1988 年 3 月 14 日，二诊：
药后症见好转，胃脘抽痛。

苍术 10g	厚朴 15g	枳实 10g	栀子 10g
香附 10g	川芎 10g	神曲 10g	郁金 10g
木香 10g			

7 剂。

【笺疏】师父治胃脘胀痛连两胁满闷之症，习惯用柴胡剂、越鞠丸及平胃散；对疼痛突出者即合金铃子散，亦常常用片姜黄理气活血止痛。本案病例之沉脉反映气郁。患者两胁堵满显著，故另加木香行气除满。药后见效，故二诊守前法，以郁金易片姜黄。由于疼痛已经减轻，故不再用金铃子散。厚朴、枳实是张仲景治疗脘腹气滞胀满常用的一组对药；师父崇张仲景学术，也很喜欢用这一组对药。木香、郁金为《医宗金鉴》颠倒木金散，能行气解郁，活血止痛，可治气、血、热饮、老痰之胸痛。《医宗金鉴》曰："胸痛之症，须分属气，属血，属热饮，属老痰。颠倒木金散，即木香、郁金也。属气郁痛者，以倍木香君之。属血郁痛者，以倍郁金君之。为末，每服二钱，老酒调下。"方中木香行气止痛，调中导滞；郁金活血止痛，行气解郁。如果患者气虚，可酌加人参。

古方中有一些丸、散剂型的药方，如今多被改为汤剂，如颠倒木金散、良附丸、玉屏风散、枳术丸、毓麟珠等，如今也常常用为汤剂。我注意到改用为汤剂后，不仅药材太浪费，而且药效未必更好，甚至有所减退。

黄某，女，34 岁。1987 年 5 月 25 日，初诊：
胃脘疼痛多年，近来加重，呃逆，便干，口苦。

柴胡 12g	黄芩 10g	枳实 10g	白芍 10g
半夏 12g	生姜 15g	大黄 4g	大枣 5 枚

茵陈 12g

4 剂，间日 1 剂。

【笺疏】《伤寒论》大柴胡汤证的主症之一是"心下急"。"心下"指胃脘部位。"急"是收缩、紧迫的感觉，有收缩可以导致疼痛。小建中汤的主症之一是"腹中急痛"；所谓急痛，就是收缩、痉挛而疼痛。本案胃脘疼痛多年，伴有呃逆、便干，这说明胃肠不得通降。口苦者，肝胃热也。如果形气不足，舌淡红，脉弦细缓，那就说明正气有所不足，可以用柴胡桂枝汤。如果形气俱实，舌红苔黄，脉弦实有力，那就说明胆胃邪气壅实，则宜用大柴胡汤。本案处方用大柴胡汤原方药味，另加茵陈，以清利肝胆湿热，我以为应该见到舌苔黄腻。

大柴胡汤两解少阳阳明气火交郁，属于攻下清消之剂，其应用要适可而止。我估计本例患者的形气较弱，或其脉并非弦滑有力，故师父要求间日 1 剂。

陈某，男，33 岁。1987 年 4 月 19 日，初诊：

胸、脘疼痛三年余。三年前曾做阑尾炎手术。当时曾误诊为"胃穿孔"，剖腹后检查未发现胃穿孔，后确诊为阑尾炎。1987 年 1 月出现左眼视力下降。大便带黄黏分泌物。

白芍 30g	甘草 6g	元胡 10g	炒川楝 10g
夜明砂 10g^{包煎}	青葙子 10g	谷精草 10g	炒香附 10g
苍白术各 10g	川芎 10g	菊花 10g	菖蒲 12g

7 剂。

【笺疏】本案病例以胸、脘疼痛 3 年为主诉，处方以芍药甘草汤合金铃子散为基本方。重用芍药 30g 以突出缓急止痛的功能，并用香附、川芎、苍术三物佐之。此三物依然来自师父治胸胁脘腹邪郁病变时喜用的越鞠丸。如此用药，反映师父判断本案病例的病变以邪实为主，应该是以形气、舌脉为辨证依据。处方中的其他诸药大抵属于随症加味。由于视力下降，故用夜明砂、青葙子、谷精草、菊花清肝明目。大便带黄黏分泌物，反映肠道有湿邪，故苍、白术同用，以除肠道湿邪。石菖蒲一味既可以配合苍、白术去肠道湿邪，同时也能化痰通窍而明目。《神农本草经》记载石菖蒲能"通九窍，明耳目，出音声"，此可以作为本处方用石菖蒲的一个依据。顺便说明：师父所用多为石菖蒲。石菖蒲为天南星科植物，与天南星、半夏同属一科，能化痰通窍。九节菖蒲为毛茛科植物，亦能化痰通窍，但其温热之性强于石菖蒲，其安全性较石菖蒲稍弱。

马某，女，48岁。住怀柔。1988年1月4日，初诊：

胃脘痛二三年，加重两月。近二三年来胃脘痛反复不愈，近两月以来加重，食生冷食物则刺痛。不寐，气短，心慌阵作，两胁胀，大便尚调。脉弦细，苔白。

川芎 10g	香附 10g	良姜 9g	木香 9g
砂仁 10g	柴胡 10g	佛手 12g	郁金 10g
党参 6g	炙草 6g	白术 6g	云苓 15g

6剂，水煎服。

【笺疏】 临床所见胃脘疼痛具有不同的类型，各具有不同的病因病机。本案病例见不寐、气短、心慌、脉弦细、苔白，显示其病变偏于虚与寒。同时又见两胁胀，这反映肝胆气滞。故处方以治胃痛之经典名方良附丸和益气之主方四君子汤作为基本方。处方中有木香、砂仁、柴胡、佛手、郁金、川芎一大队理气活血、除胀止痛的药物，不仅药味较多，而且用量也较大，如木香、砂仁的一般用量较小，往往是3～6g，而本案处方的用量分别为9g和10g，这提示本案病例一定兼有突出的气滞表现，可能以胀痛为突出特征。木香、郁金为《医宗金鉴》颠倒木金散。"气郁痛者，以倍木香君之；血郁痛者，以倍郁金君之。"意思是说，如果以气郁为主，气胀较突出，则以木香为君药，其用量为郁金的两倍。如果以血郁为主，疼痛较突出，则以郁金为君药，其用量为木香的两倍。故方名曰"颠倒"。

杨某，女，37岁。住杨村。1989年5月29日，初诊：

舌苔白，脉弦。心下痞闷而痛。肝气郁结。

小柴胡汤加当归15g、白芍15g。

12剂。

【笺疏】 肝为木，胃为土。肝气舒畅则其气柔和，肝气郁结则其气刚劲，进而可能横逆犯胃，引起心下痞闷而痛。何以知本案病例为肝气郁结？以脉弦故知也。痞闷为气郁，疼痛为络阻。气郁可以用小柴胡汤解之，络阻则加归、芍通之。加芍药，则处方含有芍药甘草汤，可以缓急柔肝而止疼痛。笔者断定本案病例的寒热特征不突出，所以师父才如此处方。如果其寒象突出，师父常常会加桂枝、香附、高良姜、吴茱萸之类。如果其热象突出，师父常常可能加黄连、瓜蒌、栀子、茵陈之属。

陈某，女，51 岁。住花梨坎。1989 年 4 月 10 日，初诊：

口苦，胃脘痛，有灼辣感，嗳气。舌红，苔腻。脉沉。肝胃气不和。

香附 12g	川芎 10g	栀子 10g	苍术 10g
厚朴 15g	神曲 10g	郁金 10g	麦芽 10g
川楝 10g	延胡 10g	半夏 12g	

7 剂。

1989 年 4 月 17 日，二诊：

黄连 10g	黄芩 6g	苍术 10g	厚朴 12g
陈皮 10g	竹茹 12g	神曲 10g	茵陈 12g

7 剂。

【笺疏】如本套丛书已经提到，师父对于胸胁脘腹诸邪郁滞的病证，习惯用朱丹溪越鞠丸为基本方。本案病例的主诉为胃脘痛，烧心、嗳气、口苦、舌红、苔腻、脉沉，很显然是肝胃郁热之证。故处方用越鞠丸、金铃子散为基本方，随证化裁，另取半夏厚朴汤的两味主药半夏、厚朴入方，并加郁金、麦芽，都是为了加强治气、血、食诸郁的力量。二诊改用芩、连清胃脘热气，且黄连的用量比较大，我推测二诊时烧心等热象较为明显。二诊处方不再用金铃子散和郁金，这似乎说明胃脘疼痛已经减轻或者已经消失，气滞痞胀上升为主要问题。

张某，女，37 岁。1987 年 2 月 24 日，初诊：

胸膈、胃脘胀痛，平素心烦急躁，口苦，大便不利，月经提前 10 天，善太息。苔薄黄白。

柴胡 12g	白芍 10g	枳实 12g	半夏 12g
生姜 12g	黄芩 9g	香附 10g	郁金 10g
大黄 3g	陈皮 10g	竹茹 12g	茯苓 16g

6 剂。

1987 年 3 月 2 日，二诊：

胸膈胃脘疼痛渐减。遇事易惊，晨起脸肿。

柴胡 12g	黄芩 10g	半夏 12g	生姜 12g
白芍 12g	枳实 10g	竹茹 12g	茯苓 15g
香附 10g	郁金 10g	大腹皮 6g	茵陈 10g

6 剂。

1987 年 3 月 9 日，三诊：

胸膈胃脘痛减。月经量少，平素心烦急躁，大便不调，脉沉。

川楝 10g	元胡 10g	香附 10g	郁金 10g
佛手 12g	青陈皮各 10g	柴胡 10g	白芍 10g
夏枯草 12g	蒺藜 10g		

6 剂。

【笺疏】本案病例胸膈、胃脘胀痛，平素心烦急躁，口苦，大便不利，喜太息，这些显然是肝胆胃脘气郁、火郁之象。月经提前也是郁热的反应。论理应该用大柴胡汤两解少阳与阳明气火交郁即可，不过处方还合用了温胆汤。温胆汤的主要功能是化痰，故我推测本案还应该有若干痰邪的特征，如形盛、面满、手肥、眼泡大等。不用甘草者，甘草有甘壅之虞。仍加香附、郁金者，是为了加强处方行气活络的力量。香附、郁金二物可以视为《医宗金鉴》颠倒木金散的变方。香附行气导滞，功同木香；故经典名方香砂六君子之香砂，既可以是木香与砂仁，也可以是香附与砂仁。

二诊胸膈及胃脘疼痛渐减。遇事易惊是痰扰之证，为温胆汤的主症之一。晨起脸肿反映病兼水饮。故守方去大黄之泄，另加大腹皮、茵陈利水祛湿。本人浅见，陈皮既可以化痰，亦可以去水消肿，似乎可以不必减去。

三诊继续行气通络止痛。"大便不调"的意思是大便干湿不调，排便不畅，此非热结，多为气滞，故处方偏重于理气导滞。

郑某，男，29 岁。1989 年 3 月 2 日，初诊：
胃脘胀痛，大便二三日一行，不干。时欲呕，口不苦。苔黄腻，脉弦。

苍术 12g	厚朴 12g	陈皮 10g	半夏 12g
生姜 12g	香附 10g	栀子 10g	茵陈 12g
神曲 10g	莱菔子 9g	连翘 6g	云苓 15g
白蔻仁^打 10g	大黄 1.5g	枳实 10g	

6 剂。

1989 年 3 月 8 日，二诊：
胃脘痛已减，大便已调，纳谷转香，呕恶消。舌白腻，脉弦细。

苍术 10g	厚朴 10g	陈皮 10g	半夏 12g
神曲 10g	莱菔子 6g	连翘 6g	炒麦芽 10g
香附 10g	郁金 10g	栀子 10g	

6 剂。

【笺疏】舌质看正气，舌苔看邪气。胃脘既痛且胀，大便不通，时时欲呕，苔腻脉弦，这显然属于实证，胃脘壅郁，胃气不降。故处方依然用越鞠丸、平胃散合方。以胃失和降，时时欲呕，故另合用小半夏汤。由于加了枳实一味，所以处方也基本具备温胆汤之意，其化痰之力得到进一步加强。苔黄腻，故仍加茵陈、莱菔子、白豆蔻、连翘化痰祛湿。虽大便二三日一行，然粪质并不干燥，故少用大黄1.5g，其目的不在于通大便，而在于降逆和胃。大黄大量能通腑泄浊，小量只是降逆和胃。二诊诸症大减，故守方进退可矣。

苏某，59岁。1986年8月25日，初诊：

胃脘不适二月，腹胀，苔腻，脉弦。湿热凝滞证。

柴胡 12g	黄芩 9g	半夏 12g	陈皮 10g
生姜 12g	竹茹 15g	枳实 10g	茵陈 12g
滑石 12g	大腹皮 10g	凤尾草 10g	藿香 10g

6剂，忌酒。

1986年8月29日，二诊：

药后矢气多，腹胀减轻，唯心下痞，按之痛，心烦。此病已三年，近二月复作。小陷胸汤主之。

| 黄连 10g | 半夏 15g | 全瓜蒌 30g 另包，先煎 |

3剂，水煎服。

【笺疏】本案病例胃脘不适，腹胀，苔腻，脉弦。腻苔显示胃脘不适为湿邪中阻。湿邪内阻的常见症状之一就是脘腹胀满。师父既然辨识为"湿热凝滞证"，以我之见，那就应该还有显示"热"的征象，如面赤、面油腻、手温等，或者不见"寒"的征象，如面色青白、手冷、恶寒喜暖等。湿热凝滞，治以清利湿热之法。处方用柴芩温胆汤，另加茵陈、滑石、大腹皮、凤尾草、藿香，以增强清热祛湿的药力。

服药后腹胀满减轻，仍有心下痞，按之痛。按照《伤寒论》的诊断标准，这些症状是小结胸病的主症。故处方用小陷胸汤原方，重用全瓜蒌30g。先煎瓜蒌的目的是较长时间煎煮之，以充分提取其活性成分。《伤寒论》第138条曰："小结胸病，正在心下，按之则痛。脉浮滑者，小陷胸汤主之。"结胸病既有热实证，也有寒实证；既有大结胸病，也有小结胸病。小陷胸汤乃清热化痰散结之方，它适用于痰热互结之小结胸病。小、大结胸病以病变部位的广泛与局限进行区别。痰热互结的脉症如何？我认为其脉症特点可以用"无寒证"三个字概括。这种排除性辨识方法亦为《伤寒论》采用。《伤寒论》在讲寒实结胸病的脉症时，就用了"无热证"的描述；结胸病无热证者即可视为寒证。同理，结胸病无寒证者即可视为热证。寒证包括恶寒、喜暖、手足冷、面色青白、口淡不渴、舌淡苔白、尿清，等等。若有寒证，可以考虑用理中人参汤，而不可与小陷胸汤。本案病例应该不见寒证。无寒证，加上有心烦；心烦属热，故投以小陷胸汤。

段某，女，32岁。1987年3月2日，初诊：

胃脘胀痛多年，近来在生气时即加重。月经调，带下量多，大便不爽。

苍术 12g	香附 12g	川芎 9g	神曲 10g
栀子 10g	青陈皮各 10g	郁金 10g	云苓 20g
柴胡 12g	半夏 12g	生姜 3 片	

6 剂。

1987年3月10日，二诊：

纳谷增加，心下痞，大便黏腻，夜梦多，溲黄。

苍术 12g	茵陈 12g	土茯苓 12g	川芎 6g
香附 10g	厚朴 10g	神曲 10g	云苓 30g
栀子 10g	竹叶 10g	青陈皮各 10g	

6 剂。

1987年3月16日，三诊：

胃痞等诸证悉减，眠梦亦见好转。仍感觉脊背凉，矢气不畅。

桂枝 9g	茯苓 15g	厚朴 10g	神曲 10g
苍术 9g	川芎 7g	香附 10g	栀子 6g
片姜黄 10g	青陈皮各 9g	生姜 9g	半夏 9g

6 剂。

1987年4月6日，四诊：

服药后诸症皆轻。近日因停药一周，症情略有反复，胃脘痛，身痛，眠梦纷纭，矢气不畅，胃痞，苔腻。

桂枝 10g	茯苓 15g	炒栀子 6g	川芎 6g
陈皮 6g	苍术 10g	法半夏 6g	厚朴 6g
白芍 10g	红枣 4 枚	生姜 3 片	黄连 2g

6 剂。

【笺疏】本案病例以胃脘胀痛为主诉，胃脘痛在生气时加重，这提示肝郁气滞、木横犯胃的可能性。大便不爽也说明肝郁气滞。带下量多反映湿邪较盛。月经调，说明病以气分为主。心下为气机升降的枢纽。病在心下，升降失常，可致气郁，气郁常常又会引起继发性的湿、食、痰、火郁。越鞠丸能解心下诸郁。但见病在心下，从形气舌脉上见邪实为主，无明显虚弱现象，即可用越鞠丸解郁。苍术解湿郁，香附解气郁，川芎解血郁，神曲解食郁，栀子解火郁。师父考虑越鞠丸的药力有所不足，故另加青皮、陈皮、柴胡、郁金、茯苓、半夏诸物，以加强方药的解郁功能。气滞则血滞，气行则血行。故处方侧重于行气解郁，并不多用行血之物。带下量多说明湿气较重，故处方另加茯苓20g，配合苍术祛湿止带。之所以不另用白术，是因为考虑到苍术性走而白术性守。邪实为主，亦不可用椿皮等收涩之品止带。

服药后诸症缓解，纳谷增加。大便黏腻，带下量多，说明湿邪较重，故仍守前方，将茯苓用量增至30g，且另加茵陈、土茯苓、竹叶以去下焦湿热，而治带下量多。另加一味厚朴，而成平胃散，以除胃肠湿邪。脏腑平和则睡梦安宁，身体不和则夜梦多。故处方并不特意应用寻常的安神之药。因为但得脏腑之气平和，自然神宁寐安。

三诊时诸症减轻，故守前方进退，仍以解郁之法为主。患者诉说脊背发凉；背为阳，背部发凉多由太阳经气郁滞、卫气不温分肉所致，故处方用桂枝与生姜二物宣通太阳，温表散寒。处方中出现一味片姜黄；从四诊病历可以看出，三诊时患者应该提到身体疼痛，只是执笔者未记录在案。

四诊时诸症进一步减轻，停药后症状又出现较轻程度的反复，故用理气解郁之法，但减去青皮、香附、神曲，减少川芎、厚朴、半夏诸行气解郁药物的用量。既有里证症状，复有表证症状，身体疼痛，故另用桂枝汤治其表。处方之末加少量黄连的目的有二：一以与桂枝相配伍，和胃止痛消痞；此用黄连汤之意。一以与栀子相配伍，清热安神。

彭某，女，55岁。农民。1986年11月10日，初诊：
脉沉弦无力，舌苔薄白，心下痞，泛恶欲呕，头晕。痰气成痞，脾胃不和。

半夏15g	干姜9g	黄连10g	黄芩4g
党参10g	茯苓12g	炙草9g	大枣12枚

6剂。

【笺疏】本案病例的主症为心下痞，伴见喜呕、头晕。无痰不作眩。眩晕常与喜呕并见。如果患者形气不虚，则不用顾虑其脉沉弦无力、舌苔薄白，径直诊断为"痰气成痞，脾胃不和"，痰气致眩。师父善用抓主症方法，故投以降逆和胃、化痰消痞的经方半夏泻心汤，仅加一味茯苓，以加强和胃化饮的药力。需要说明的是，张仲景的半夏泻心汤、生姜泻心汤和甘草泻心汤三方，其黄芩、黄连的用量都是黄芩三两、黄连一两，比例为3∶1。而本案处方黄连的用量为10g，黄芩的用量仅仅4g，用量比例与张仲景正好相反。需知黄连苦降和胃之力胜于黄芩。如果胃中热气上逆较重，呕恶突出，不妨增大黄连用量。

顺便说一句，人们或许认为本方用大枣12枚，其量太大。张仲景半夏泻心汤原方用大枣12枚，然其芩、连、姜、夏诸物的用量亦大。明代以来的医家在用张仲景方时，多将张仲景的一两折合为当时的一钱，实际用量缩小到张仲景原方用量的1/3甚至1/5，所以大枣的用量也应当相应缩小。另一方面，本案病例恶心欲呕，呕家不喜甘；大枣甘壅，故本案处方中的大枣不宜大量。此外还需要考虑到现如今大枣的个头较张仲景时期大许多。然笔者长期跟随师父临床，注意到师父如此用大枣不仅并未出现任何弊端，反而效果很好。像本案处方黄连10g，干姜9g，对于一部分味觉承受力较差的女性来说，苦辛无比。若用较大量的大枣，则患者能够很好接受。《神农本草经》称大枣"和百药"，这是十分有用的一条知识。

马某，女，37岁。住顺义。1989年9月11日，初诊：

胃中膜胀、嗳气、呃逆，以餐后为甚。大便溏薄，脉沉，苔白，带下量多。脾胃寒湿，气机不运。

藿香 10g	苍术 10g	厚朴 15g	陈皮 10g
砂仁 10g	生姜 15g	半夏 12g	吴萸 5g
丁香 10g	白术 10g	党参 10g	茯苓 20g
干姜 3g			

7剂。

【笺疏】胃中膜胀、嗳气、呃逆，以餐后为甚，大便溏薄，脉沉，苔白，带下量多。一派寒湿阻遏之证，且以胃肠症状为主，故师父诊断为"脾胃寒湿，气机不运"。脾胃不足，寒湿内生；脾不健运，胃失和降。治之宜温中散寒，补益脾胃，化痰祛湿，降逆和胃。处方以温中行气除湿的平胃散、健脾益气理气的香砂六君子汤，以及温中降逆和胃的吴茱萸汤三方相合，并随证进行适当化裁。其中藿香、砂仁相配，丁香、砂仁相配，与常见的香附、砂仁相配，或木香、砂仁相配，皆可以称为"香砂"。重用生姜，另用少许干姜，是仿张仲景生姜泻心汤用二姜之法。不用甘草、大枣者，嫌二物甘壅，有碍于行气祛湿也。

李某，女，46岁。1988年12月12日，初诊：

胃脘疼痛，呕吐酸水，大便干燥，饮食减少。既往患过胃溃疡。大便潜血阳
性。月经先期，20日一行，痛经。脉弦滑，舌质偏红，苔薄白。肝胆气郁，而
克脾胃，胃气不和，血脉受阻，是以疼痛。

柴胡 14g	半夏 14g	枳实 10g	郁金 10g
白芍 10g	黄芩 10g	生姜 14g	香附 10g
茵陈 12g	大黄 2g	川楝 10g	延胡 10g
大金钱草 20g			

6剂。

1988年12月19日，二诊：

疼痛已缓。

苍术 10g	厚朴 14g	陈皮 10g	半夏 12g
生姜 12g	茯苓 15g	香附 10g	柴胡 12g
黄芩 9g	黄连 9g	木香 10g	大金钱草 20g
海金沙 10g			

6剂。

1988年12月26日，三诊：

胃痛偶作，大便已调，眠差，烧心。脉弦滑，苔腻。

黄连 10g	苍术 10g	陈皮 10g	厚朴 14g
茵陈 10g	藿香 6g	半夏 12g	茯苓 16g
栀子 10g	香附 10g		

12剂。

1988年1月23日，四诊：

大便不爽，小腹发胀，两胁有痞塞之感。

柴胡 14g	生姜 15g	川楝 10g	黄芩 6g
半夏 12g	片姜黄 12g	白芍 12g	大枣 6枚
枳实 10g	大黄 2g		

6剂。

【笺疏】胃肠以通为用，以降为顺。本案患者胃脘疼痛、呕吐酸水、大便干
燥、饮食减少，这反映胃肠不得通降的病变。由于呕吐酸水，则知其病与肝胆有

关。因为肝胆为木，其味酸。肝胆主疏泄，肝胆疏泄不及，则胃肠壅滞，不得通降。本案病例脉弦滑，舌质偏红，脉症都是一派邪实之象。这说明胃脘疼痛、呕吐酸水是由肝胆横逆乘犯胃腑所致。肝胆、胃肠气火交郁，故处方用擅治肝胆胃肠气火交郁的大柴胡汤为基本方，另加善治胁脘疼痛的金铃子散，以及清利肝胆湿热的茵陈、大金钱草，还有疏肝活血通络的郁金、香附。

二诊时胃脘疼痛缓解，转方用柴平煎为基本方。由于病证毕竟属于邪实性质，故不仅去掉小柴胡汤中的参、草、枣，以避其壅补，而且另加香附、木香疏肝理气，另加金钱草、海金沙清利肝胆湿热。师父常常是在治疗肝胆、泌尿系结石时用金钱草、海金沙，本案处方用此二物，故可推知或许患者提到其肝胆有结石，只是病历未暇记载。不过笔者认识到，金钱草、海金沙等清利肝胆湿热的药物也有助于疏泄肝胆。肝脏细胞分泌胆汁，胆汁从肝内胆管流向肝胆管、胆囊，而后被排入十二指肠。胆汁泌排顺畅为常，郁滞为病。这些病理生理过程都属于肝胆疏泄的主要内容。

李某，男，21 岁。1986 年 12 月 1 日，初诊：

苔黄舌红，胃脘胀痛，泛酸、烧心、双膝关节疼痛。有肝病史。

苍术 10g	黄连 10g	陈皮 10g	厚朴 10g
煅瓦楞 15g	香附 10g	郁金 10g	茵陈 15g
栀子 6g	柴胡 10g	土茯苓 10g	白蔻仁 10g

6 剂。

【笺疏】本案病例属于表里同病：在外有双膝关节疼痛，在里有胃脘胀痛、反酸烧心；不过此里病与表病是相关的。胃脘胀痛、泛酸、烧心，如果舌红少苔或无苔，那就属于肝胃阴虚，肝胃不和，用一贯煎治疗可以获得满意效果。如果舌红苔黄腻，则属于胃脘湿热。本案只记录苔黄，并未说苔腻。但从处方用平胃散加清利湿热诸药，特别是加白豆蔻芳化湿邪看来，应该是见到腻苔。师父用白豆蔻时，患者的舌苔一定是腻苔，甚至是厚腻苔。脾胃主四肢。湿气具有下流的倾向；外湿亦多伤下。古代医家对于下肢疼痛、下肢萎软的病证之所以多从阳明湿热施治，正是基于这个道理。本案病例湿热内蕴于胃脘，下注于膝胫，则双膝关节疼痛。师父治胃湿喜用平胃散。师父的经验，对于胃家湿热，投平胃散加川连，其疗效十分肯定。本案处方再加香附、郁金，此二物是颠倒木金散的变方，能发挥理气活血功能。另加瓦楞子以制酸。加柴胡、茵陈、土茯苓、白豆蔻则是为了清利表里湿热。治湿热不仅能疗胃脘胀痛，也能疗膝关节疼痛。

许某，女，65 岁。务农。1986 年 8 月 25 日，初诊：

脉沉滑，舌苔黄。心下痞，有时作痛，心烦不安，口苦时呕。

柴胡 12g	黄芩 10g	半夏 12g	生姜 12g
枳实 10g	白芍 10g	栀子 10g	香附 10g
郁金 10g	川芎 3g		

6 剂。

【笺疏】心下痞，有时作痛，心烦不安，口苦时呕，脉沉滑，舌苔黄，很明显是肝胆郁热、木横犯胃之证，属于少阳阳明气火交郁，当投大柴胡汤。处方中的加味药物，栀子、川芎、香附来自越鞠丸，郁金来自颠倒木金散。如前已述，郁金、香附配伍，遂成变化木金散。处方中的川芎用量似乎略嫌过少；但师父用如此小量的川芎，一定有他的道理。脱离现实病例，未可妄加评论。

张某，女，27 岁。住怀柔。1989 年 7 月 10 日，初诊：

两胁痛，胃脘胀，嗳气不除。脉弦，苔白。

柴胡 15g	厚朴 14g	片姜黄 12g	黄芩 10g
陈皮 10g	炙草 6g	半夏 12g	苍术 10g
竹茹 12g	生姜 12g	桂枝 10g	白芍 10g

12 剂。

【笺疏】两胁痛、脉弦者，少阳气血郁滞也。胃脘胀、嗳气者，木横犯胃也。此处舌苔白很关键。如果舌苔黄，说明郁热较重，可以考虑用大柴胡汤。舌苔白，说明郁热不重，故用柴胡桂枝汤。毕竟以少阳气血郁滞为主，故去掉方中的参、枣，以避免甘壅，另合平胃散。此外还加了一味竹茹；竹茹能清热化痰，降逆和胃。笔者认为其竹茹取自《金匮要略》治疗呃逆的橘皮竹茹汤。呃逆与嗳气虽然表现不同，机制有异，但胃气上逆的病机是相同的。橘皮、竹茹既能降逆止呃，也可以和胃治嗳。橘皮竹茹汤的药物组成是橘皮、竹茹、大枣、生姜、甘草、人参，此处同样不能用参、枣。

丁某，女，38 岁。住邱店。1988 年 11 月 14 日，初诊：

心下痞满、悸动，憋气，不欲饮食，大便数日一行。脉沉而弦，舌苔白滑。胆胃气火交郁。

柴胡 14g	半夏 12g	枳实 10g	白芍 10g
黄芩 9g	生姜 15g	大黄 3g	大腹皮 10g

香附 10g　　　郁金 10g　　　苍术 10g　　　厚朴 12g

7 剂。

【笺疏】本案病例胸脘气郁的征象是明确的：心下痞，胸脘憋闷，不欲饮食，大便数日一行，脉沉而弦。师父的辨证结果为"胆胃气火交郁"。从何处可以看出火郁、胆郁？原病历文字中不仅没有火郁的征象，而且不欲饮食、舌苔白滑通常是胃中水饮或寒湿的表征。师父不可能在没有证据的情况下，随心所欲做出胆胃气火交郁的判断。所以笔者认为本案病例一定存在胆胃郁火的症状，如口苦、口气热浊、反酸、面赤目赤、手热等，这类表现没有被记录在案。胆胃气火交郁，故用大柴胡汤化裁，以通之泻之。处方中的苍术、厚朴来自师父喜欢用于治疗胸脘湿郁的平胃散。处方未用陈皮，而以大腹皮助之。香附、郁金也是师父治疗胆胃气滞络阻的一组常用对药。

王某，男，39 岁。1988 年 9 月 5 日，初诊：

剑突下窜痛，纳食无味，大便日三四行，成形，时有腹胀，喜热食，脉弦，舌苔薄白。脾寒胆热之证。

柴胡 14g　　　黄芩 6g　　　牡蛎 30g　　　桂枝 10g

干姜 10g　　　花粉 12g　　　炙甘草 10g

7 剂。

【笺疏】本案病例的主诉是剑突下窜痛。从伴随症状纳谷无味、大便日三四行、腹胀、喜热食、苔薄白、脉弦看，似乎属于脾胃虚寒证；脾胃虚寒也可见心下痛。但师父的辨证结果为"脾寒胆热之证"。胆热从何处看出？我认为辨证的关键就在于"窜痛"。窜痛即走窜疼痛。疼痛的中心部位在剑突下，向胸膈、胁肋或肩背走窜。走窜为风，肝胆主风。寒则静，热则动，窜痛说明存在肝胆风热。师父治疗肝胆气窜常用柴胡桂枝汤。本案病例大便日三四行，喜热食，苔薄白，提示存在脾寒。肝胆风热宜用柴、芩，脾寒大便频不宜白芍。加之不呕，故处方不用柴胡桂枝汤，改用主治胆热脾寒的柴胡桂枝干姜汤，原方药味不予加减。热少，脾寒，故黄芩用量较小。脾虚，大便频，故炙甘草的用量稍增。桂枝温中焦，伐肝胆，牡蛎平木气，二物俱可以治心下窜痛。

邓某，男，39 岁。住顺义县城。1987 年 12 月 7 日，初诊：

胃脘痛三月余，三月来胃痛引胁，腹胀，矢气少，大便溏薄，纳不多，眠不实，畏生冷食物。

干姜 6g   生姜 15g   黄连 9g   黄芩 6g

半夏 12g   党参 10g   炙草 10g   大枣 7 枚

厚朴 12g

6 剂。

【笺疏】本案处方由张仲景生姜泻心汤加厚朴而成。生姜泻心汤主治中焦升降失常、脾胃寒热错杂、水饮宿食停滞的心下痞证。按照《伤寒论》，其主症有心下痞、干噫食臭、胁下有水气、腹中雷鸣、下利。就临床所见，心下痞甚者，亦可出现心下硬，心下痛。本案病例腹胀、矢气少者，气痞也。眠不实者，胃不和则卧不安也。畏生冷食物者，中寒也。但病历原文未见热象。由于文字未提舌象，故不排除舌红、苔黄腻的可能。此外，笔者认为热象应该还可以通过形与色看出。如果没有热象，处方不会用黄连、黄芩。加厚朴以温中除满。

纳　差

黄某，女，1岁1个月。1989年7月28日，初诊：

面黄肌瘦，纳差，便溏，舌淡苔少，脉细。脾胃不和。

| 藿香 10g | 木香 3g | 草蔻 3g^{打碎} | 干姜 3g |
| 建曲 10g | 云苓 10g | 肉桂 3g | |

6剂。

【笺疏】胃主受纳水谷。所以食欲差、进食少称为"纳差"。本案病例面黄肌瘦、纳差、便溏、舌淡苔少、脉细，这是十分明显的脾胃虚弱特征。舌淡提示偏于脾胃虚寒。治疗有两条路径，一条路径是甘温健脾益气，可以用四君子汤合理中汤为基本方。一条路径是温中开胃进食，可以用李东垣开胃进食汤。患者为1岁幼儿，药味宜简不宜多。处方从开胃进食汤选取数味，以藿香、木香开胃进食，以草豆蔻、干姜、肉桂温中散寒，以神曲消食，以茯苓除湿健脾。

师父治疗纳差的方法很多，一个常用的药方是李东垣的开胃进食汤。该方适用于脾胃虚弱型纳差。《医宗金鉴》歌曰："开胃进食治不食，少食难化胃脾虚，丁木藿香莲子朴，六君砂麦与神曲。"

刘某，男，4个月。1989年7月28日，初诊：

食欲不振，腹胀，舌淡苔少，脉细。脾胃不和。调和脾胃。

| 黄芪 10g | 黄精 10g | 浮小麦 15g | 煅牡蛎 10g |
| 莱菔子 6g | 生谷芽 15g | 干姜 3g | 草蔻 3g |

7剂。

【笺疏】食欲不振、腹胀、舌淡苔少、脉细，是很明显的是脾胃不和、脾胃不运的脉症。舌淡说明病机偏于脾胃虚寒。故治宜调和脾胃，温中助运。黄芪、黄精益气培土，保元扶正；干姜、草豆蔻温中散寒；莱菔子、生谷芽消食行滞。由于处方中有浮小麦、煅牡蛎，可以推断患儿可能多汗。《神农本草经》有黄芪

主"小儿百疾"的记载，故本案处方以黄芪为主药。笔者认为本案病例也可以考虑用黄芪建中汤。

金某，男，2岁。1989年7月28日，初诊：

面黄，消瘦，食欲不振，多汗，性急躁，头发枯槁，舌淡苔剥，脉细。脾胃不和。调和脾胃。

| 藿香 10g | 木香 3g | 砂仁 3g | 草蔻 3g^{打碎} |
| 焦楂 10g | 建神曲 10g | 干姜 3g | 内金 10g |

6剂。

【笺疏】本案病情及处方与前面的黄姓女孩纳差案略同。舌苔剥脱为脾胃阴虚之象，形瘦者阴不足，性急躁者肝气旺，论理应当应用滋阴柔肝治法。但鉴于患儿食欲不振，舌淡面黄，又虑滋阴药可能阻碍脾胃运化，而且考虑到脾胃为气血阴阳生化之源，但得脾胃健运，即使不滋阴，阴气也有望得到恢复，故师父不用滋阴治法，只用藿香、木香、砂仁开胃进食，用草豆蔻、干姜温中散寒，用焦楂、神曲、内金消食。

史某，男，5岁。住密云西田各庄。1989年8月25日，初诊：

面黄形瘦，纳差，大便日二三行。多汗易感，发育差，头发焦枯。舌淡苔白，脉细，腹软。脾胃不和，肺脾两虚。治先调理脾胃。

| 藿香 10g | 木香 3g | 砂仁 3g | 草蔻 6g^{打碎} |
| 焦楂 10g | 建米曲 10g | 干姜 3g | 内金 10g |

6剂，水煎服。

1989年9月1日，二诊：

药后诸症减轻，调理善后。

健儿片10瓶，每次7片，日2次。

【笺疏】面黄形瘦、纳差者，脾虚也；多汗易感、头发枯者，肺虚也。故师父断曰"肺脾两虚"。发育差大概率是由脾胃虚弱导致。舌淡苔白、脉细、腹软者，虚也。若胃肠有积滞，常常腹胀满不软。脾胃为后天之本，故治当先调脾胃。二诊时诸症减轻，故改用健儿片调理善后。用汤剂获得显效后，改用片剂，与传统丸剂同。丸者，缓也。缓缓调理善后，这是很有价值的医疗经验。同仁堂健儿片的主要药物组成为黄芪、黄精、茯苓、五味子、淫羊藿、鸡内金、牡蛎、青黛，具有健脾和胃、补肾培元、扶正祛邪、固表止汗等功能，用于小儿脾虚胃弱诸症。

佟某，男，28岁。住顺义。1989年8月14日，初诊：

不欲饮食，食后恶心，曾呕吐两次。大便溏薄。脉弦，舌苔白。胃寒生痰上逆。

丁香 3g	半夏 15g	草蔻 10g	炙草 6g
木香 10g	白术 12g	陈皮 10g	茯苓 15g
砂仁 10g	黄芪 15g	干姜 9g	藿香 6g
党参 10g			

7剂。

【笺疏】不欲饮食、恶心、呕吐、大便溏薄、脉弦、舌苔白，这是很明显的胃寒之证。脾胃主运化，脾胃为生痰之源，胃寒可以生痰。胃气主降，病则上逆。恶心、呕吐是胃气上逆的表现。故师父断曰"胃寒生痰上逆"。处方用丁蔻理中汤合香砂六君子汤加味，加黄芪益气，加藿香芳香开胃进食。治疗此证，古代成方有丁蔻理中汤、丁萸理中汤、丁香理中汤、丁附理中汤，皆为中焦脾胃虚寒而设。丁蔻理中丸有中成药。

陈某，男，35岁。住杨镇。1989年9月1日，初诊：

纳差，脐周疼痛阵作，腹胀，大便尚调。苔白厚腻，舌质淡，脉沉缓。寒凝气滞。温中散寒理气。

藿香 10g	木香 6g	砂仁 3g^{后下}	草蔻 6g^{打碎}
干姜 6g	肉桂 3g	元胡 15g	香附 10g
焦楂 15g	建曲 15g		

7剂。

【笺疏】脐周疼痛阵作，病历未记载病程长短，我认为可能为新起之病。谚曰久痛非寒，暴痛非热。更见苔白、舌淡，脉沉而缓，其病当为中寒。腹胀者，寒凝气滞也。腹痛由寒凝气滞引起。故拟定"温中散寒理气"治法。用干姜、肉桂、香附、木香、草豆蔻温中理气，散寒止痛。草豆蔻不仅具有良好的温中功能，而且其性味芳香燥烈，除湿化浊的力量较强，舌苔白厚腻者尤为适用。以藿香、木香、砂仁开胃进食，以焦山楂、神曲消食散寒。建曲即建神曲，它是在神曲的基础上增加紫苏、荆芥、防风、羌活、厚朴、白术等几十种药物发酵制成，其主要功能是消食化滞、发散风寒。本案病例为腹部寒凝气滞，病位以胃肠为主，故用建神曲消食化滞，兼散风寒。

刘某，女，28岁，住朝阳区。1989年12月11日，初诊：

胃脘饥饿感，无食欲，头晕，心悸十余日，手足冷，带下多，尿少，舌淡苔白，脉沉细。

茯苓 20g	桂枝 10g	白芍 10g	炙甘草 10g
生龙牡各 30g			

7剂。

【笺疏】本案病历记载"胃脘饥饿感，无食欲"，这种疾病表现若用张仲景的话说，可以称之为"饥而不欲食"。饥而不欲食是《伤寒论》厥阴病的主要临床表现之一。这一症状在临床上也比较常见，《伤寒论》以外的其他古籍时有记载。胃主受纳，人的饥饿感主要来自胃。胃火过大则消谷善饥，胃火不足则不饥不渴。不过，现实中还存在一种因阳虚中寒而生虚火，因虚火扰胃而产生饥饿感觉的情况。《伤寒论》第122条所论述的病证即属于此种情况："病人脉数，数为热，当消谷引食。而反吐者，此以发汗，令阳气微，膈气虚，脉乃数也。数为客热，不能消谷，以胃中虚冷，故吐也。"本案病例饥而不欲食，手足冷，带下多，舌淡苔白，脉沉细，这样的脉症反映脾胃阳气不足。故处方以苓桂芍甘汤为基本方，用茯苓、桂枝温阳化饮，用芍药、甘草益阴和阳。由于其人心悸，带下多，故再加龙骨、牡蛎定悸止带。本案病例阳气虚衰的现象比较突出，寒湿较重，按照师父治疗此类病证的常用套路，多应采用温阳化饮方法，往往以苓桂术甘汤为主方，常常还应该合用干姜苓术汤、真武汤。今本案为何以苓桂合芍甘温阳益阴？我认为答案在于"饥饿感"。饥饿感与嘈杂、烧心、心中烦相近，由虚火扰胃引起。白芍药酸寒滋阴，对这种症状是一个针对性的药物。

黎某，男，34岁。1986年9月15日，初诊：

脉弦，苔腻。不欲饮食，口苦。少阳胆经湿热之证。

柴胡 12g	黄芩 10g	半夏 10g	生姜 10g
茵陈 12g	土茯苓 12g	芦根 10g	滑石 12g
菖蒲 9g	佩兰 9g		

6剂。

戒酒。

【笺疏】不欲饮食，口苦，此为少阳病主症，由少阳郁热所致。苔腻反映湿邪。所以师父诊断为"少阳胆经湿热之证"。处方用小柴胡汤去参、草、枣之甘壅，加茵陈、土茯苓、芦根、滑石、菖蒲、佩兰诸物，以清利湿热，芳香化湿。方中用茵陈、土茯苓者，我考虑本病例或许有慢性肝炎病史。厚朴苦温，能行胃肠之气而祛湿，能发挥开胃进食的作用。

消　渴

牧某，女，45岁。1989年4月17日，初诊：

患糖尿病，口渴欲饮，小便不利，小腹胀，两腿作肿，脉沉，舌腻。

膀胱蓄水，津液不化，气不化津，是以消渴。拟五苓散加味。

桂苓甘露饮

7剂，水煎服。

1989年4月24日，二诊：

面浮与身重减轻。仍口渴，大便二三日一行。舌暗淡，苔浊，脉弦细。守桂苓甘露饮方：

茯苓 30g	猪苓 20g	泽泻 20g	桂枝 10g
白术 12g	生石膏 15g	滑石 15g	寒水石 12g

7剂，水煎服。

1989年5月8日，三诊：

口渴喜饮。经期提前，经量多，尿多，大便三四日一行。

花粉 15g	石斛 30g	麦冬 15g	生石膏 20g
炙草 6g	太子参 16g	生地 10g	

12剂，水煎服。

1989年6月7日，四诊：

月经第3天痛经，身倦乏力，自汗形疲，饮不多，食控每天六两。尿不多，前臂及背部皮肤瘀斑，大便不爽，目干涩。脉沉，苔白。用益气养阴之法。

金银藤 30g	生地 30g	玄参 30g	苍术 15g
生黄芪 30g	葛根 15g	丹参 30g	紫草 30g
鸡血藤 30g	地骨皮 15g	白芍 20g	甘草 10g
红人参 5g^{另煎，兑}			

红人参 5g [另煎，兑]

7剂，水煎服。

1989年6月14日，五诊：

证情平稳，脉、舌同前。

上方加野菊花 12g、黄芩 6g

7 剂，水煎服。

【笺疏】口渴欲饮是临床很常见的一个症状。口渴或产生于胃津不足，或产生于肾元亏虚，也常见于膀胱蓄水。胃津不足者多心中烦热，舌燥少津，或兼见大便干燥，可选用白虎加人参汤治疗。肾元亏虚者多形气不足，饮一溲一，腰膝酸软，可选用金匮肾气丸治疗。本案病例见小便不利、小腹胀、两腿肿、脉沉，从第二诊病历记载看，还有面目浮肿的症状，所以其口渴显然是由于膀胱蓄水、气不化津所致。治此症宜用五苓散化气行水。

按照《伤寒论》的论述，下焦蓄水的主症之一就是口渴、消渴，亦可见水逆。所谓水逆，即渴欲饮水，水入即吐。本案病例舌现腻苔，这说明下焦不唯有蓄水，而且还有湿热。此时五苓散之力有所不胜，宜用桂苓甘露饮。桂苓甘露饮即五苓散加生石膏、寒水石、滑石，具有化气行水、清热利湿的功能。

需要指出的是，下焦蓄水、口渴喜饮的五苓散证是兼有少许热邪的，读者千万不要因为五苓散有辛温的桂枝一物，遂认为五苓散证的病因是寒饮。根据师父的经验，五苓散证若见舌苔腻或厚腻，那就应该用桂苓甘露饮。桂苓甘露饮的重要应用指征之一是苔腻或厚腻。本案糖尿病的诊断对于中医辨证论治也具有一定的参考意义。不过中医临床诊治还是要以症状为依据。

患者服药 7 剂，面浮与身重均得以减轻。然口仍渴，苔腻浊。效不更方，故二诊时守方用桂苓甘露饮。患者服药 7 剂后仍然口渴喜饮。此时患者经水适来，且经期提前，经量较多，大便三四日乃能一行，这显示阴血不足，阴虚血热，而且是此时的主要病变；水湿不是此时的主要病变。故不再治水，转方用滋阴养血、益气生津之法，以生地黄、麦冬、石斛、天花粉、生石膏养血滋阴，清热润燥，以太子参、炙甘草益气以养血，生津而止渴。

四诊发生在 1 个月以后。其时为患者月经的第 3 天，痛经，身体疲倦，自汗，饮不多，尿不多，前臂及背部皮肤瘀斑，大便不爽，目干涩，脉沉，苔白。此时师父的临床思维大抵有三个维度：其一，经水适来之时，身体处于阶段性的阴血不足状态。其痛经与血虚血热有关。其二，糖尿病多气阴两虚。其三，皮肤瘀斑乃皮下出血；疹出于肺，斑出于胃。此皮肤瘀斑当与阳明胃热有关；胃热迫血妄行，可致皮下出血。故治之当用益气养阴、清热凉血之法，处方用玄参、苍术、黄芪、葛根四物滋阴益气降糖。此四物是祝谌予先生治疗糖尿病最常用的基本药味，祝谌予先生的经验又来自他的师父施今墨先生。师父与祝谌予先生交往密切，了解并认可祝先生的这个经验用药。以丹参、紫草、白芍、鸡血藤、地骨皮、忍冬藤、甘草与生地黄、玄参一起清热解毒，凉血止血。另用红人参益气生津。

口 干

郭某，女，成年。1989年月24日，初诊：

口干，不欲饮，伴周身关节疼痛。舌暗红、少苔，脉沉弦。肝失疏泄伴脾虚生湿。

柴胡 14g	黄芩 10g	党参 12g	花粉 15g
炙草 10g			

7 剂。

【笺疏】本案病例以口干为主诉，但不欲饮水。由此可见并非津亏胃燥，而有可能是津液不布。脉沉弦者，气郁也。正因为气郁，气血不得周流，所以继发周身关节疼痛。舌暗并非瘀血；由气滞至于血郁也可导致舌色暗红。舌苔少的机理是气滞水郁，津液不能敷布于舌。既然师父断曰"肝失疏泄伴脾虚生湿"，我以为本案病例一定为形体肥盛之人；肥人多湿。

总之，本案病例以肝失疏泄、气郁水郁为主。治疗的重点是疏肝解郁。处方用小柴胡汤去姜、夏之燥，去大枣之壅，疏泄肝胆，行气解郁。用党参、炙甘草健脾益气。整体虽然并不缺少津液，但口腔舌面却缺少津液，所以仍加天花粉生津。由于处方用了天花粉，所以亦可以看成以柴胡桂枝干姜汤为基本方。

师父用柴胡桂枝干姜汤时，其黄芩多仅用5g或6g，今黄芩用10g，是因为本病例但有上热现象，如舌红、口干等，而无下寒现象，如腹冷，便溏等，故不用姜、桂。舌少苔也是不用姜桂的道理。其实本病例见周身关节疼痛，此太阳表证症状，按理说可以考虑以柴胡桂枝汤为基本方，两和太少，表里兼治，但去半夏可矣。

消　瘦

张某，女，33 岁。1987 年 8 月 17 日，初诊：

近年来身体消瘦，手足心热，气短，月经尚调，夜寐不宁，纳尚可，脉细弦。

太子参 15g	生黄芪 10g	炙甘草 10g	白术 10g
全当归 10g	白芍 10g	五味子 6g	陈皮 6g
远志肉 6g	生姜 3g	红枣 5 枚	熟地 6g

6 剂。

【笺疏】身体消瘦、气短、寐差、脉细弦，如果再见神气不足、面色不华，即可以判断为气血不足之证。手足心热为血虚内热之象。治之宜补益气血。然补血宜先补气，故处方先书写参、芪、草、术四味最主要也是最常用的补气药。不用人参或党参，而用太子参，这是考虑患者手足心热，其体内有虚热；太子参虽益气而不助热。用当归、芍药、地黄、五味子养血益阴；用远志养心安神，用陈皮理气和中。更用姜、枣甘温补中，以助气血生化之源。我近年来对于此种类型的病证常常会用薛立斋加味归脾汤。

陶某，女，成年。1987 年 8 月 17 日，初诊：

三年来身体消瘦，大便尚调，心烦急躁。近日头晕，胸膈满闷，腰酸，带下量多。

柴胡 12g	当归 10g	白芍 10g	薄荷 2g^{后下}
白术 30g	茯苓 20g	炙草 6g	炮姜 4g
大枣 6g	党参 10g	杜仲 10g	车前子 10g^{包煎}
龙胆草 6g	栀子 6g	蒺藜 10g	

【笺疏】形不足者阴血虚，阴血虚则生内热，故心烦急躁。肝藏血，血虚亦可能导致肝气不柔，肝失疏泄，故可见胸膈满闷。腰酸、带下量多者，脾虚湿盛也。头晕者，血虚生风，风气上旋故也。头晕、胸闷与血虚、湿盛也不无关系。

故处方用丹栀逍遥汤养血疏肝，健脾祛湿，兼清虚热。加龙胆草配合丹、栀清热祛湿，加白蒺藜配合柴胡疏肝祛风，加党参与苓、术一起健脾益气。白术用量最大，重点治腰酸、带下；更加杜仲佐之。加车前子利尿祛湿。本处方用药也参考了傅青主完带汤。

噫 哕

朱某，女，52岁。1989年4月10日，初诊：

噫气，呕吐，头眩晕，手足凉，大便干燥。肝胆气郁，疏泄不利，相火升腾，风木上旋。

柴胡 14g	白芍 10g	竹茹 15g	生姜 15g
黄芩 10g	当归 10g	半夏 15g	栀子 10g
丹皮 10g	夏枯草 12g	龙胆草 6g	

7剂。

1989年4月17日，二诊：

服药诸症皆减。

夏枯草 15g	黄芩 9g	半夏 12g	竹茹 12g
茯苓 12g	柴胡 10g	枳实 10g	陈皮 10g
炙草 6g	生姜 10g	坤草 12g	胆草 6g
白芍 12g			

7剂。

【笺疏】嗳气古称"噫"，又称"噫气"，俗语"打嗝"。然俗语中的打嗝一词也指呃逆。呃逆古称"哕"。这两个症状的实质不同，发生机制不同。嗳气是胃中的气体从食管逸出产生的动作。呃逆是横膈短促有力的收缩，由此可能引起呼吸道和食管很少量气体被挤出。

嗳气在临床十分常见，其病因病机也比较复杂。本案病例嗳气、呕吐而见手足凉，似乎是因为胃寒。由于胃寒亦可见大便干燥，所以大便干燥一症的存在并不能否定胃寒的可能性。由于眩晕亦可见于胃家痰饮证，眩晕也常常与呕吐并见，所以眩晕一症的存在也不能否定胃寒兼有痰饮的可能性。

如果是胃寒，或胃寒兼痰饮，那就可以考虑用经方吴茱萸汤、旋覆代赭石汤等方予以治疗，温胃散寒，降逆和胃。然师父对本案病例的辨证结果却是"肝胆气郁，疏泄不利，相火升腾，风木上旋"。其手足凉被认为是肝气郁滞、阳气不达于四末所致，而并非胃寒。

处方可以认为是龙胆泻肝汤的化裁方。龙胆泻肝汤清降肝胆，加夏枯草、牡丹皮治风木相火上旋，加竹茹配合小半夏汤降逆和胃，加芍药柔肝疏肝。以笔者对师父临床处方用药习惯的了解，本案病例应该还有形体盛、声高语急、舌红、苔黄、面赤或目赤、脉弦滑等脉症。

钟某，女，31 岁。1988 年 5 月 16 日，初诊：

嗳气不舒，口苦，恶心，胸痛。

柴胡 15g	黄芩 10g	半夏 15g	生姜 15g
陈皮 10g	香附 10g	栀子 10g	川芎 10g
枳壳 10g	炙甘草 6g	苍术 10g	厚朴 14g

7 剂。

1988 年 5 月 23 日，二诊：

证如前述。厌油腻，胸闷痛，恶心，咽不适。苔腻，脉沉。

藿香 10g	佩兰 10g	象贝 10g	厚朴 10g
茵陈 12g	白蔻 10g	射干 10g	通草 10g
滑石 12g	菖蒲 10g	郁金 10g	薏米 12g
竹叶 10g	杏仁 10g		

6 剂，水煎服。

【笺疏】嗳气、口苦、恶心、胸痛，此为柴胡证。从处方用小柴胡汤去参，合平胃散，而且还从越鞠丸借得栀子、香附、川芎，并且还另加枳壳看来，本案病例一定是形气色脉俱实。二诊病历，包括二诊转方用甘露消毒丹，说明我的这一推测是正确的。少阳气机不利、胸部气滞络阻、木气横逆犯胃、中上二焦湿阻，这是本案病例的四个方面的病机要素。故处方如斯。

二诊时病证无明显改善，厌油，胸闷痛，恶心，咽喉不适，苔腻，脉沉，可见气滞、络阻、湿郁的病机基本同前。既然病机如斯，疗效未显，故转方用甘露消毒丹化裁，加佩兰、厚朴、竹叶、杏仁化湿理气，加郁金通络止痛。

周某，男，34 岁，住平谷。1989 年 6 月 12 日，初诊：

咽喉不利，呃忒，食入胃有不饱之感。睡眠不佳。小便黄，大便每日两次，不成形。周身疲倦。脉弦细，舌苔白腻。肺胃湿阻，气机不畅。

| 白蔻仁 10g | 藿香 10g | 郁金 10g | 苡米 15g |

桔梗 10g	杏仁 9g	通草 10g	射干 10g
滑石 9g	茯苓 15g	象贝 10g	竹茹 12g
厚朴 14g	菖蒲 10g	半夏 10g	

7 剂。

1989 年 6 月 19 日，二诊：

服药后呃忒大减，咽喉不利。脉弦，舌根腻。

滑石 12g	浙贝 12g	射干 10g	菖蒲 10g
通草 10g	杏仁 10g	苡米 12g	竹叶 10g
藿香 10g	厚朴 14g	桔梗 10g	茵陈 10g
茯苓 15g	半夏 12g		

7 剂。

1989 年 7 月 10 日，三诊：

服药见效。

厚朴 14g	栀子 10g	菖蒲 12g	橘红 10g
半夏 14g	豆豉 10g	茵陈 10g	茯苓 15g
射干 12g	白蔻仁 10g	藿香 10g	桔梗 10g
通草 10g			

12 剂。

【笺疏】咽喉不利、呃逆，这是肺胃之气不和、气机上逆的表现。咽喉为肺与胃的门户；呃逆乃肺胃之气上逆的表现。病在肺胃，其气上逆，病因是什么呢？小便黄显示湿热；大便日行两次，不成形，也显示为湿。尤其是舌苔白腻，对于湿热的诊断起到一锤定音的作用。故师父断曰："肺胃湿阻，气机不畅。"

在此种情况下的周身疲倦，以及脉弦细，应当理解为湿热阻碍身体气机的脉症。至于进食之后，胃中有不饱之感，这并不是虚证，而是在胃气不和的基本状态下，食扰胃气的表现。故处方用甘露消毒丹化裁，从三仁汤借来薏苡仁、杏仁，以二物易黄芩、连翘、茵陈，以化湿邪，目的是勿使药物过寒。又从半夏厚朴汤借来半夏、厚朴、茯苓三物，合桔梗、竹茹，以化痰祛湿，而理胸中与肺胃之气。

二诊时症状减轻，呃逆大减。仍有咽喉不利，舌根腻。效不更方；守上方去郁金，以竹叶易竹茹。药后病情进一步改善。病减药减；故三诊时仍守前方，略减药味，合《伤寒论》栀子豉汤清胸膈湿热。

呕 恶

于某，女，36岁。住顺义南宋乡。1987年12月14日，初诊：

干呕，头晕，梦多纷纭，带下量多，身倦乏力。

生姜 15g	竹茹 15g	半夏 15g	陈皮 12g
枳实 10g	黄连 3g	黄芩 3g	云苓 15g
炙草 6g	党参 6g		

6剂，水煎服。

1987年12月28日，二诊：

呕已止，余同前述。

柴胡 14g	黄芩 6g	半夏 12g	生姜 12g
香附 10g	郁金 10g	竹茹 12g	陈皮 10g
云苓 20g	炙草 6g		

6剂。

1988年1月4日，三诊：

进食油腻，呕又作。

黄芩 10g	黄连 10g	竹茹 20g	半夏 15g
陈皮 12g	生姜 12g	枳实 10g	云苓 20g
炙草 6g	香附 10g	柴胡 10g	杷叶 12g
代赭石 6g	旋覆花 10g 包煎		

6剂。

【笺疏】干呕、头晕、梦多纷纭，带下量多，此痰饮为患也。头晕多痰，无痰不作眩。呕逆多痰饮。根据《内经》的理论，以及温胆汤的临床应用数据，多梦与睡眠障碍亦往往由痰饮作祟。带下量多，亦痰湿之证。这种情况下的身倦乏力不得认为是由气虚导致，而应该认为是由痰阻导致。故处方以温胆汤为基本方化痰止眩，化痰和胃。加黄芩、黄连，即成为芩连温胆汤。从病历原文虽然看不出热象，但我认为一定会有一些热象，否则师父不会加黄芩、黄连。

二诊时呕止，病历未说明头晕、多梦有无变化。处方仍守前方，对药味稍做增减，用柴苓温胆汤，去枳实，加上师父常用的对药香附、郁金以疏肝理气，活血活络。由于患者在服药期间进食油腻，油腻者，膏粱厚味，有增痰添湿之影响，故呕恶又作。病历文字未再提及头晕、多梦及带下，可能这几个症状都已经减轻，不再是患者的主要痛楚，患者未再诉说。于是处方仍用芩连温胆汤，以黄连苦寒清热和胃。初诊处方的黄连仅用 3g。

三诊处方黄连增至 10g。由于患者为女性，多见肝郁气滞，故加香附、柴胡疏肝理气。另加旋覆花、代赭石者，用旋覆花疏肝化痰，用代赭石降逆和胃。此二物为经方旋覆代赭汤的主药。

雷某，女，成年。1989 年 4 月 24 日，初诊：
恶心，胸闷，纳呆。舌红，苔浊腻而厚，脉弦。湿热凝滞、三焦不利之证。

茅根 15g	芦根 15g	菖蒲 10g	射干 10g
白蔻 10g	薏米 15g	杏仁 10g	通草 10g
厚朴 10g	象贝 12g	藿香 6g^{后下}	佩兰 6g^{后下}
栀子 6g	竹叶 10g	茵陈 10g	凤尾草 10g

7 剂。

【笺疏】恶心、胸闷、纳呆、舌红、苔浊腻而厚、脉弦，这样的脉症明确显示病证为湿热所致，故师父断曰此"湿热凝滞、三焦不利之证"。苔浊腻而厚是辨证的决定性指标。处方用经典名方三仁汤合甘露消毒丹化裁。加芦根、茅根、佩兰、竹叶、凤尾草，以加强清热化湿、疏利三焦的药力。滑石似可以不去，但处方清热利湿药味已足，不妨去之。象贝指产自浙江象山的贝母，即浙贝母。三仁汤和甘露消毒丹是刘老临床喜用的两首经典名方。

张某，男，14 岁。住顺义白辛庄。1989 年 8 月 14 日，初诊：
头晕，恶心呕吐，体疲嗜卧，不欲饮食。脉弦滑，舌苔白腻。少阳与阳明湿热凝结，疏泄不利，运化失常。

柴胡 15g	半夏 15g	苍术 10g	藿香 10g
黄芩 10g	生姜 15g	厚朴 15g	陈皮 10g
竹茹 15g	茯苓 15g	茵陈 15g	栀子 10g
滑石 15g			

7 剂。

【笺疏】头眩、喜呕、不欲饮食为少阳证。喜呕、不欲饮食的病机是少阳郁滞、阳明失疏，故亦与阳明相关。脉弦滑、苔白腻为湿热特征。故师父断曰此"少阳与阳明湿热凝结，疏泄不利，运化失常"。少阳证宜用柴胡汤，阳明胃家湿盛宜用平胃散。既然湿盛，故参、草、枣自当去之。另加藿香、竹茹、茵陈、栀子、滑石芳化湿邪，清利湿热。

马某，女，成年。住顺义。1989 年 5 月 29 日，初诊：

口苦，胃热，恶心，心烦，大便干。肝气郁结并阳明燥热。

大柴胡汤加车前子 12g、茯苓皮 20g。

7 剂，水煎服。

【笺疏】病历原文中所谓"胃热"指的并不是病机，指的胃中灼热、烧热的症状，亦即通常说的烧心。烧心这个症状在《伤寒论》称为"心中烦""胸中烦"。烧心者亦多心烦。胃热，恶心，心烦，大便干，这些都属于胃肠实热症状。胃肠实热亦可见口苦。

如果将口苦认定为少阳胆火所致，则本案病证的病机可以概括为"肝气郁结并阳明燥热"，或概括为少阳阳明郁热。肝胆气郁，火热内郁，师父常将这种病证的病机概括为"气火交郁"，概以张仲景大柴胡汤施治。由于处方另加有车前子、茯苓皮二物，故可以推知本病例或有小便不利、面睑浮肿等水气症状，病历未予记录。

魏某，女，32 岁。住怀柔。1988 年 1 月 4 日，初诊：

近日恶心，打饱嗝，口苦，纳、眠、二便、经带正常。苔白质淡，脉弦。

柴胡 14g	黄芩 10g	半夏 15g	生姜 15g
竹茹 15g	旋覆花 10g^{包煎}	代赭石 9g	炙草 6g
党参 6g	片姜黄 10g	牡蛎 16g	黄连 6g
陈皮 10g			

6 剂，水煎服。

1988 年 1 月 11 日，二诊：

恶心已减，仍呃逆，近日干咳，经带正常。

柴胡 15g	黄芩 9g	桔梗 10g	杏仁 10g
陈皮 10g	半夏 15g	生姜 15g	前胡 9g
苏梗 10g	刀豆子 12g	竹茹 12g	炙草 3g

厚朴 10g

6 剂，水煎服。

1988 年 1 月 25 日，三诊：

呕吐、呃逆止，仍干咳，闻烟味时干咳加重。

| 桑叶 10g | 杏仁 10g | 瓜蒌皮 10g | 杷叶 12g |
| 沙参 15g | 玉竹 15g | 梨皮 2 个^{自加} | |

6 剂，水煎服。

1988 年 2 月 1 日，四诊：

干咳，闻异味则甚，脉弦舌润。治以辛温宣肺行津之法。

麻黄 5g	桂枝 6g	杏仁 10g	枳壳 10g
当归 10g	苏子 10g	厚朴 10g	炙甘草 6g
前胡 10g			

6 剂，水煎服。

【笺疏】"打饱嗝"是嗳气的俗称。恶心、口苦、脉弦属于少阳柴胡证，嗳气是痰阻胃逆的症状。故师父用经方小柴胡汤合旋覆代赭汤为基本方。旋覆代赭汤所主病证为"心下痞硬，噫气不除"。去掉其中的大枣，增加一味牡蛎，这符合《伤寒论》第 96 条"若胁下痞硬，去大枣，加牡蛎"的加减法。由于处方另增加了一味片姜黄，故笔者认为本案病证应该还有胁痛或背痛，当时未予记录。处方另加陈皮、黄连化痰清热，降逆和胃，笔者据此推断本案病例虽然舌淡苔白，仅有口苦一症显示郁热，但一定从面色、语气等方面还表现出来一些内热现象。

二诊时恶心已减，仍呃逆。近日干咳可能是新感风邪所致，故改以小柴胡汤合治咳经典名方止嗽散加减。初诊病历记载的是嗳气，二诊病历记载的是"呃逆"。呃逆与嗳气虽然都表现为逆气自口而出，但二者的病机是不一样的。嗳气的气来自胃，自食管出，其来缓慢，低弱而长。呃逆的气来自肺与胃，自支气管、气管及食管出，其来也急，短促而高亢，由膈肌痉挛性收缩对胃及肺的压迫引起。旋覆代赭汤治嗳气，橘皮竹茹汤治呃逆。处方加刀豆子治呃逆。

三诊时呕吐、呃逆止，仍有干咳，闻烟味时干咳加重。转方不治胃而治肺，用吴鞠通桑杏汤专治其咳。此方之沙参最好用南沙参。南沙参为桔梗科植物沙参的根，其功能以滋阴清肺为主。北沙参为伞形科植物珊瑚菜的根，其功能侧重于润肺养阴。由于是干咳，所以去浙贝母化痰，另加枇杷叶、玉竹润肺止咳。

四诊时干咳未止，脉弦，舌润，此非热邪之象。故改变治疗方向，转用"辛温宣肺行津之法",用麻黄汤合杏苏散化裁。仍然是因为干咳,故只取杏仁、苏子、前胡、甘草几味,将半夏、橘皮、桔梗、茯苓几味化痰之品去掉,另加当归润之,加厚朴温之行之。干咳者,燥也。用辛味药行津液以润之,这符合《内经》所谓"辛以润之"的道理。

李某,女,34岁。住顺义木林。

近日头晕,呕吐,胸满,腹胀,大便干。"胃神经官能症"。脉弦且沉,苔水滑。

| 半夏 15g | 生姜 15g | 茯苓 35g | 竹茹 12g |

6剂。

【笺疏】胸满的"满"字当为"懑(闷)"字,胸满即胸闷,患者感觉胸中憋闷,类似一种缺氧、呼吸困难的感觉。头晕,呕吐,胸满,腹胀,能引起这样一些症状的病因病机很多,其中最常见的一种原因病机是痰饮阻碍阳气。弦为阴脉,脉沉可见于水气病变。接下来一个苔水滑,将痰饮水气的病变本质暴露无遗。故处方用《金匮要略》小半夏加茯苓汤化痰蠲饮而和胃,重用茯苓利水消饮,更加竹茹以助之。

茹某,女,12岁。1987年5月4日。

昨日晨起腹痛、呕吐,呕吐清水痰涎。

连翘 6g	莱菔子 8g	半夏 12g	陈皮 10g
生姜 10g	黄连 3g	黄芩 3g	神曲 10g
麦芽 10g	竹茹 10g	焦山楂 10g	苍术 10g

6剂,水煎服。

【笺疏】一般而言,暴病非虚。昨晨骤起腹痛、呕吐,定是胃腑为邪气所中。邪气或来自六气,或来自饮食,对此可问而知之。从处方用经典名方保和丸为基本方,以焦山楂、神曲、麦芽、莱菔子等物消食导滞的用药来看,师父通过问诊似乎已确定本案病例是由伤食引起,只是病历文字未暇记载。呕吐物虽然为清水痰涎,不得简单地据此即判断病属胃寒。如果形盛面赤,舌红苔黄,那也应该诊断为胃热。若为胃热,则在用小半夏汤加陈皮化痰的同时,还需加黄芩、黄连清热,从而达到和胃的目的。苍术除胃家湿气,竹茹化痰降逆。连翘能除宿食中的湿热;保和丸中的连翘之用即是如此目的。

刘某，女，34岁。住西马。1987年7月31日，初诊：

头晕，泛恶，胃口不适，两胁发胀，脉沉且弦，舌苔白略腻。肝胆气郁，横克脾胃。

柴胡 15g	半夏 12g	党参 10g	大枣 6 枚
白芍 10g	黄芩 10g	生姜 12g	炙草 10g
当归 10g	川楝 10g	延胡 10g	

7剂，水煎服。

【笺疏】头晕、恶心、胃脘不舒，这样的病证可以由不同的病因病机引起。如果伴见两胁作胀，脉沉且弦，则可以确定为肝胆之气横逆乘胃。故师父断曰"肝胆气郁，横克脾胃"。治之当疏泄肝胆，柔缓木气，以和胃土。处方用小柴胡汤疏泄少阳，加归、芍柔肝泄木，合金铃子散理气通络。由于处方中有此金铃子散，可以肯定患者诉说两胁作胀，且伴有疼痛。

汤某，女，54岁。1986年12月15日，初诊：

呕吐，心中烦，大便不利，素有右半身麻木而痛。

柴胡 12g	黄芩 10g	半夏 14g	生姜 16g
茵陈 15g	凤尾草 15g	枳实 10g	竹茹 12g
大黄 3g	白芍 10g	大枣 6 枚	陈皮 10g
栀子 10g	木通 10g		

6剂，间日1剂。

【笺疏】本案病例的主诉是呕吐。呕吐的中心病机是胃失和降，胃气上逆，但不同病例的具体病机是不一样的。胃寒、胃热、肝胆之气横逆犯胃、痰饮湿浊扰胃、食物不消，以及胃虚都是呕吐的常见原因。恶心与呕吐的机理及原因相同。本案病例心中烦闷，心中即剑突部位的腹中；这个部位的烦闷通常是郁热所致。大便不利显示肠道郁滞不畅。

《伤寒论》第103条曰："呕不止，心下急，郁郁微烦者，为未解也。与大柴胡汤，下之则愈。"故处方用大柴胡汤原方药味加味。师父将大柴胡汤证的基本病机概况为少阳阳明"气火交郁"。大柴胡汤疏泄少阳，清泄阳明。加茵陈、凤尾草、竹茹、陈皮、栀子、木通，以清泄肝胆湿热，降逆和胃止呕，协助大柴胡汤治气火交郁。木通清热利湿，有疏通气血的功能。与木通一样，名称带"通"字的另外两种中药，通草和路路通，都具有疏通的功能。"呕不止、心下烦"由少阳郁火所致，故其右半身麻木而痛应该也是由肝胆疏泄不及、络脉郁滞所致，本处方也可以治之。

肖某，女，33 岁。住顺义城关。1987 年 9 月 14 日诊，初诊：

恶心，胃脘痛，头晕，月经期尤甚，曾做剖腹产、宫外孕手术，眠差，腰酸，尿黄，脉弦，舌苔薄白。

柴胡 12g	黄芩 10g	半夏 12g	生姜 12g
竹茹 15g	陈皮 10g	香附 10g	郁金 10g
白芍 10g	炙甘草 4g	茵陈 12g	

6 剂。

1987 年 9 月 21 日，二诊：

服药后诸症皆见好转，仍有眠差，心悸，脉弦细，时有恶心。

原方加当归 15g，去茵陈，改用凤尾草 15g。

6 剂。

1987 年 10 月 19 日，三诊：

胃痛、头晕于服药后减轻，仍感乏力、心慌，脉弦细数，舌质淡，苔薄白。继以补气安神法。

生黄芪 20g	党参 20g	陈皮 10g	法夏 10g
茵陈 12g	麦冬 10g	五味子 6g	炒枣仁 15g
莲子肉 10g	炮姜 6g	桂枝 10g	甘草 6g

6 剂。

1987 年 10 月 26 日，四诊：

恶心，心慌，头晕。

黄连 9g	竹茹 15g	枳实 10g	半夏 15g
陈皮 10g	云苓 20g	炙甘草 9g	生姜 12g
党参 6g			

6 剂。

1987 年 11 月 16 日，五诊：

呕、失眠略好转，体力增加，烦躁消失，纳仍不香，脉弦而数。

柴胡 12g	白芍 10g	当归 10g	香附 10g
栀子 10g	丹皮 10g	茯苓 20g	陈皮 10g
枳实 10g	生姜 15g	半夏 15g	竹茹 15g
炙草 6g	黄芩 3g	黄连 3g	

6剂。

1988年3月14日，六诊：

胃脘按之痛剧，恶心，泛酸，头晕，脉弦。

苍术 10g	厚朴 15g	陈皮 10g	黄连 9g
半夏 12g	生姜 12g	枳壳 9g	香附 9g
煅瓦楞 12g	神曲 10g	川楝 10g	

6剂。

【笺疏】师父在临床善于抓主症。本案病例喜呕、头晕、脉弦，此柴胡证也。既然为柴胡证，则可判断其胃痛是由少阳之邪横逆犯胃所致。胃痛等症在月经期间加重，患者又曾经接受剖宫产及宫外孕手术，这样的治疗经过又高度提示其病关乎血分。

故初诊处方以小柴胡汤为基本方，去参、枣之壅，加香附、郁金、白芍理气行滞，活血通络；加竹茹、陈皮、茵陈化痰和胃，清热除湿。二诊时诸症皆见好转，但仍有眠差、心悸，时有恶心，其脉弦细。效不更方，守原方加当归理血，去茵陈，改用凤尾草，依然是为了清利肝胆湿热。不过按照师父的认识，茵陈只作用于气分，而凤尾草兼入血分，具有清热凉血的功能。

三诊时心下痞、头晕均见减轻，但仍感乏力、心慌。舌质淡，苔薄白，脉弦细数。此显示肺脾气虚、心神不安，故转方用益气养心安神之法。承上方清利湿热的治疗，仍用茵陈蒿清热祛湿，仍用二陈化痰。四诊时恶心、心慌、头晕突出，故转方以化痰为重点，用黄连温胆汤，承上法，仍用党参益气。

五诊时呕恶、失眠好转，体力增加，烦躁消失，然而仍纳谷不香，脉弦而数。用黄连温胆汤有效，且脉弦数，这说明内热较重，故用药宜再进一步，仍用黄连温胆汤，更加柴、芩、栀子、牡丹皮，以加强清热泻火之力。如此用药，则处方有黄连温胆汤证、芩连温胆汤证、柴芩温胆汤证之实。另加白芍、当归、香附调理气血，仍不忘女科血分病变。

六诊发生在4个月以后。胃脘疼痛，按之痛甚，伴恶心、泛酸、头晕，其脉弦。此胃腑痰湿热阻滞之证，处方以平胃散合小半夏汤为基本方，去甘草之壅，加黄连清热祛湿，降逆和胃；更加枳壳、香附、川楝、神曲理气化食，还加煅瓦楞子制酸和胃。

陶某，男，32岁。1987年8月17日，初诊：

半年来口不知味，时时欲呕，胸膈满闷，心烦，急躁，厌油腻，二便尚调。

苔黄白腻，脉弦。胆胃火热上逆之证。

柴胡 12g	黄芩 10g	黄连 6g	半夏 12g
生姜 12g	竹茹 15g	陈皮 10g	苍术 9g
厚朴 9g	滑石 12g	茵陈 12g	芦根 12g

6剂。

1988年5月16日，二诊：

恶心甚，能食。

柴胡 15g	黄芩 10g	半夏 15g	生姜 15g
竹茹 20g	陈皮 10g	栀子 10g	枇杷叶 12g
茵陈 15g			

7剂。

【笺疏】时时欲呕、心烦、急躁、胸膈满闷、脉弦，这是胆胃不和、胆胃火热上逆的常见表现。厌油腻、苔黄白腻，说明兼有湿邪。口不知味者，湿邪阻滞故也。故处方用柴平煎，即小柴胡汤与平胃散合方。病在胃家而见白苔腻者，师父常用平胃散。小柴胡汤长于疏泄少阳，其清热之力不足。平胃散长于去胃腑湿邪，并无清热之力。

故处方另加黄连，与黄芩协力，共同清降肝胆上逆之火热。肝胆火逆，正气不虚，故不用参、草、枣之甘补。加竹茹、滑石、茵陈、芦根清热化痰，祛湿和胃。服药后依然恶心甚，时时欲呕，故加重半夏、生姜、竹茹三味具有良好化痰降逆、和胃止呕功能药物的用量，同时适当减少药味。之所以减少药味，目的是既不欲对半夏、生姜、竹茹等药形成掣肘，又避免较多的药味有干扰胃气和降之虞。处方用枇杷叶，大概是出于对肺胃同降病理生理相关性的考虑。

张某，女，67岁。住顺义。1989年7月10日，初诊：

呕吐，两胁苦满，不欲食，口苦。脉弦，舌黄白腻。少阳病喜呕，此之谓也。

柴胡 16g	生姜 15g	寒水石 10g	黄芩 10g
半夏 15g	甘草 3g	竹茹 15g	滑石 12g
陈皮 12g			

7剂。

【笺疏】呕吐、两胁苦满、不欲食、口苦、脉弦、舌黄白腻，这是比较典型且全面的少阳病证。少阳病小柴胡汤证也可见白腻苔；《伤寒论》第230条已有明言。故师父断言"少阳病喜呕，此之谓也"。这一句话为师父在病历上亲笔书写。处方用小柴胡汤去参、枣之甘壅，另加寒水石、滑石清热去湿，加竹茹、陈皮化痰降逆，和胃止呕。由于处方中有寒水石、滑石二味药物，故知案中记载的舌黄白腻，应该是比较厚腻的舌苔。

皮 肤

贯某，女，37岁。住高丽营。1989年2月23日，初诊：

经期皮肤起片状疙瘩，迄今二十年未愈，痒甚，发作时则心中烦热，怀孕期间不发作。心悸，食欲差，恶寒，尿频，大便结溏不匀，白带多。舌尖红，苔白，脉浮弦缓。

苍术 10g	白术 10g	苦参 10g	当归 12g
黄柏 10g	地肤子 10g^{包煎}	青黛 10g^{包煎}	滑石 15g
防己 10g	木通 10g	白鲜皮 30g	连翘 10g

6剂。

1989年1月23日，二诊：

偏头作痛，伴有呕恶。

柴胡 14g	半夏 12g	竹茹 12g	当归 15g
川芎 10g	白术 12g	黄芩 9g	生姜 12g
陈皮 10g	白芍 15g	钩藤 12g	党参 10g

7剂。

【笺疏】 经期皮肤痒疹，病逾廿年未愈。皮疹的基本病机是风邪郁于皮肤，或兼寒，或兼热，或兼湿，或兼虚。本案病例发作时心中烦热，白带多，大便结溏不调，舌尖红，显示湿热特征。故治之用疏风清热除湿方法，处方用师父自制苦柏二术汤，以苦参、黄柏、二术、青黛、滑石、防己、木通、白鲜皮、连翘、地肤子疏风清热，除湿止痒，以当归治血以治风。凡此十二物，皆为治疗阳实性皮肤痒疹的常用药物。

本案病例的临床表现犹有心悸、食欲差、恶寒、尿频、便溏、白带多、苔白、脉缓等一派反映正气虚弱的脉症，故我在临床上常常用益气方法善后。痒疹于经期发作，怀孕期间不发作，这一现象也显示其气血虚弱的基本病机。

二诊病历未提皮疹，极可能在药后皮疹已经消失。患者诉侧面头痛，伴有呕恶。头两侧为少阳所主部位，故侧面头痛多从少阳论治。上诊用清热疏风除湿方法获效，故二诊拟定疏风清胆、化痰和胃方法，用柴胡汤四味疏风散邪，和解少阳，加川芎、钩藤疏风止痛，加陈皮、竹茹化痰和胃。处方中出现了当归、芍药、党参三味补养气血的最基本药物，这符合我对本案病例具有正虚病机的理解。

马某，男，54岁。1988年5月16日，初诊：

近日周身泛发红疹，疼痛，发痒。

麻黄 6g	连翘 10g	赤小豆 30g	杏仁 10g
生姜 10g	桑皮 10g	白鲜皮 15g	炙甘草 3g
大枣 3 枚	苦参 9g		

6剂。

【笺疏】皮疹的基本病机是风邪在表，或兼寒邪，或兼热邪，或兼湿邪。疹红多为热，疹白多属寒。处方以《伤寒论》麻黄连翘赤小豆汤为基础方。《伤寒论》用麻黄连翘赤小豆汤治疗湿热发黄证兼有表证，如发热恶寒、出汗异常、肢体疼痛等。原方用生梓白皮，当今临床多以桑白皮代替。本处方另加苦参、白鲜皮二味临床治皮肤病常用药物，全方能发散皮肤风邪，清热祛湿。

朱某，女，38岁。1987年9月28日，初诊：

二年来周身刺痒，反复不愈。大便干稀不调，腹胀满。

荆芥 9g	防风 9g	党参 6g	茯苓 12g
枳壳 9g	桔梗 9g	炙草 6g	川芎 9g
柴胡 10g	前胡 10g	薄荷 3g后下	独活 4g
羌活 4g	生姜 3 片	大枣 3 枚	

6剂。

1987年11月2日，二诊：

身痒瘥。腹胀，泛酸。

浙贝 12g	青陈皮各 10g	栀子 10g	泽泻 12g
白芍 10g	丹皮 10g	柴胡 10g	黄芩 9g
牡蛎 15g	大腹皮 10g	冬瓜皮 30g	黄连 3g
茵陈 10g			

10剂。

1987年12月2日，三诊：

身痒瘙，仍脘满腹胀，嗳气频作，大便偏干，日一次，眠宁，经带如常，苔白，舌尖红，脉弦细。

代赭石 10g	旋覆花 6g ^{包煎}	香附米 10g	莱菔子 10g
枳壳 6g	大腹皮 10g	川厚朴 10g	半夏 6g
苦桔梗 5g	苏藿梗各 6g	砂仁 6g	炙甘草 6g

6剂。

【笺疏】如前所述，皮疹、皮肤瘙痒的基本病机是风邪在表，或兼寒邪，或兼热邪，或兼湿邪。故对皮肤瘙痒、皮疹的主要治法是祛风；并根据具体病例兼夹的不同邪气，寒者热之，热者寒之。本案病例大便干湿不调，腹胀满，显示病机中还存在湿邪。于是处方用荆防败毒散为基本方，祛风除湿。更加党参益气扶正，所以处方也可以视为人参败毒饮。全方整体性质偏于辛温。

二诊时身痒瘙。患者诉腹胀，泛酸。初诊时见大便干湿不调，腹胀满，显示病机中存在湿邪。所以二诊时的腹胀、反酸也是湿邪在于胃肠，且湿蕴为热的表现。故治之既要利湿理气，也要清热制酸。处方用黄芩、黄连、栀子、泽泻、冬瓜皮、牡丹皮清热祛湿，用柴胡、青陈皮、大腹皮理气除满。牡蛎咸寒，有制酸功能；与浙贝母配伍，也有用海贝散（海螵蛸、浙贝母）之意。海贝散是临床常用于和胃制酸的一个单方。

三诊时皮肤瘙痒未复发，不过仍有脘腹胀满、嗳气。其舌尖红，脉弦细。此胃肠气滞、胃失和降之证。治之宜和中理气、降逆和胃。处方用《伤寒论》治疗嗳气的旋覆代赭汤合香砂和胃汤化裁。中医平常说的"香砂"既可以指木香、砂仁，亦可以指香附、砂仁。

张某，男，17岁，住顺义。1989年4月3日，初诊：
头面黄水疮一月余，流水、瘙痒。
五味消毒饮
6剂，水煎服。

【笺疏】黄水疮的学名是脓疱疮，是由化脓性球菌感染导致的一种常见皮肤病，其表现特点为皮肤丘疹、水疱或脓疱，脓疱破溃、渗液，结成脓痂。该病具有传染性，可通过接触传染。中医认为其基本病机是风湿热毒感染，故处方投五味消毒饮。五味消毒饮的药味为金银花、野菊花、蒲公英、紫花地丁、紫背天葵子，具有清热疏风、除湿解毒功能。

田某，女，7岁。1986年8月18日，初诊：

周身起风疹两周，痒甚难寐。脉浮弦，苔白腻。证属风疹。

荆芥 9g	防风 9g	柴胡 10g	炙草 3g
薄荷 4g^{后下}	羌独活各 4g	当归 6g	苦参 4g

6剂。

【笺疏】风疹的病因主要是风，多为风热，在少部分病例亦为风寒。本案病例脉浮弦主风，苔白腻主风湿，瘙痒甚为热。古谚曰："热微则痒，热甚则痛。"治风疹一般常用消风散，其药物组成为当归、生地黄、防风、蝉蜕、知母、苦参、胡麻、荆芥、苍术、牛蒡子、石膏、甘草、木通，具有疏风除湿、清热止血的功能。

本案处方用荆、防、羌、独、柴胡、薄荷疏风，用当归理血，用苦参清热除湿、疏风止痒。与消风散相比，药味简洁，整体性质不寒不热，适用于寒热性质不鲜明，以风邪为主的病证。

王某，女，64岁。1987年2月23日，初诊：

周身刺痒4年余，肩、背、腰部皮肤较多，疹色暗红，晚间瘙痒加重，搔抓后出血，大便尚调，面颊赤。血燥受风。

紫花地丁 12g	生地 10g	板蓝根 10g	丹皮 10g
何首乌 10g	当归 10g	炒胡麻 10g	竹叶 10g
玄参 10g	苦参 10g	木通 10g	黄芩 6g
黄连 6g	白鲜皮 30g	双花 12g	

6剂。

1987年3月2日，二诊：

药后身痒见减，昨日食鸡蛋致瘙痒复作，以前胸后背为甚。大便调，口干夜甚，因痒难寐。舌淡。

双花 10g	连翘 10g	板蓝根 10g	生地 15g
玄参 15g	丹皮 12g	地骨皮 12g	生石膏 30g
玉竹 15g	紫花地丁 10g	竹叶 10g	

6剂。

1987年3月9日，三诊：

皮疹随起随落，颈项、臀部、后背为多，瘙痒夜甚，疹色红，搔抓后出血，心烦急躁，夜眠不宁。

荆芥 9g	防风 9g	枳壳 9g	桔梗 9g
柴胡 9g	前胡 9g	川芎 9g	薄荷 6g^{后下}
当归 12g	何首乌 12g	蒺藜 10g	生地 6g
甘草 3g			

6 剂。

【笺疏】 皮肤红疹瘙痒，这显然属于风热入血。血为阴，故瘙痒在夜间尤重。面颊色赤者，热也。患者为年过六旬的老妪，大概率存在血虚血燥的基本状态。"血燥受风"包含血虚、血热兼感风邪的意思。治之宜养血凉血，疏风清热。

处方用何首乌、当归、生地黄、玄参、牡丹皮、胡麻养血凉血，用苦参、黄芩、黄连、紫花地丁、金银花、板蓝根、白鲜皮、木通、竹叶疏风除湿，清热解毒，亦有用消风散之意。药后身痒减轻，然二诊前一日吃鸡蛋致瘙痒复发。故二诊仍守养血凉血、疏风清热之法。药后皮疹瘙痒未得到明显控制，患者心烦急躁，夜眠不宁，治之仍用疏风清热、凉血养血方法。

陈某，男，26岁，住天竺。1989年8月14日，初诊：

皮肤泛起红色斑疹，苦痒，有八九年之久。病发则胃脘作痛。脉浮弦，舌腻。风湿客表，胃气失调。

麻黄 5g	赤小豆 30g	生姜 10g	杏仁 10g
白鲜皮 10g	连翘 10g	桑皮 10g	炙草 3g
苍术 10g	厚朴 12g	神曲 10g	大枣 5 枚
陈皮 10g			

7 剂。

【笺疏】 斑发于肌，疹出于肤。脾胃主肌肉，肺主皮肤。在肺为风，在脾胃为湿。故疹宜治肺，斑宜治胃。治肺宜疏风，治胃宜祛湿。本案皮肤起红色斑疹，病发时胃脘疼痛，斑疹之发与胃病密切相关。舌苔腻为湿，病历未言舌红，基于"热微则痒，热甚则痛"的道理，可知亦有些许热邪，不过热邪不甚。斑疹的赤色应该由于风湿郁闭于肌肤，阳气不得发散导致。故师父曰"风湿客表，胃气失调。"处方用麻黄连翘赤小豆汤合平胃散疏风清热，祛湿平胃。

霍某，女，24岁。1988年7月11日，初诊：

双手掌刺痒二个月，大便干，白带多。脉弦，苔薄白。血热挟湿。

| 苍术 10g | 白术 10g | 知母 10g | 苦参 10g |

黄柏 10g	土茯苓 15g	双花 10g	大黄 2g
白鲜皮 12g	当归 10g	白芍 10g	茯苓皮 15g
泽泻 15g	车前子 10g^{包煎}	大青叶 3g	

7 剂，水煎服。

1988 年 7 月 18 日，二诊：

服药手掌之痒已减。

白鲜皮 12g	苍术 10g	板蓝根 10g	当归 10g
地肤子 10g	连翘 10g	黄柏 6g	地丁 10g
苦参 10g	茵陈 10g		

7 剂。

1988 年 8 月 1 日，三诊：

手掌作痒，泛起疹粒，大便干燥。证为阳明热而太阴湿。

大黄 3g	竹叶 10g	黄芩 10g	知母 10g
栀子 10g	连翘 10g	苦参 10g	苍术 10g
白鲜皮 12g	大青叶 10g	板蓝根 10g	黄柏 9g

7 剂。

【笺疏】手掌为脾胃所主部位。双手刺痒两个月，基于"微热则痒"的道理，且见大便干，由此可知其病与胃热有关。白带多乃湿邪下注。故对本案病例的辨证结果为"血热挟湿"，拟定凉血除湿的治法。处方用当归、白芍、大黄、苦参、大青叶凉血清热，用二术、知柏等物清热除湿。药后手掌痒减。病减药减，仍守除湿凉血方法组方。

三诊时症状反复，手掌痒，泛起疹粒，大便干燥。断曰"证为阳明热而太阴湿"，仍在清热凉血、除湿止痒治法下组方。处方重在清热祛湿，并不多用凉血药物，这是考虑到本案病例毕竟以湿热为甚，且考虑到清利湿热即可以随之获得凉血的效果。师父治湿热性皮肤病，多用那些在呼吸道感染病常用的清热解毒之品，如大青叶、板蓝根、蒲公英、金银花、连翘、紫花地丁、青黛等，这是他治疗皮肤病用药的一个特点。

王某，女，52 岁。1989 年 8 月 14 日，初诊：

身痒半年余，苔腻。

| 麻黄 6g | 连翘 10g | 赤小豆 30g | 生姜 10g |
| 杏仁 10g | 桑皮 10g | 大枣 7 枚 | 炙甘草 3g |

白鲜皮 12g　　苦参 6g

4 剂。

1988 年 9 月 22 日，二诊：

药后略微汗，上肢痒减轻，下肢同前，溲黄。

木通 10g	防己 10g	苦参 10g	白鲜皮 30g
地肤子 10g	滑石 15g	青黛 6g^{包煎}	苍术 10g
黄柏 10g	连翘 10g	双花 10g	地丁 10g
杏仁 10g	通草 10g		

6 剂。

1988 年 9 月 29 日，三诊：

腿肿渐消。

地丁 10g	蒲公英 10g	双花 10g	滑石 15g
青黛 9g^{包煎}	苦参 10g	苍术 10g	黄柏 10g
连翘 10g	龙胆草 10g	木通 10g	防己 10g
车前子 10g^{包煎}	白鲜皮 30g		

6 剂。

1988 年 10 月 6 日，四诊：

药后肿痒皆轻。近日胃痛，既往有胃痞史。苔白腻，大便溏，一日四行。

苍术 10g	白术 10g	陈皮 10g	厚朴 10g
茯苓 30g	泽泻 10g	猪苓 12g	黄柏 9g
苦参 9g	土茯苓 12g	地肤子 12g	生姜 9g

6 剂。

1988 年 10 月 13 日，五诊：

胃已舒，皮肤时痒，大便减至一日二次，不成形。

苍术 10g	白术 10g	茯苓 30g	厚朴 10g
陈皮 10g	猪苓 15g	炮姜 6g	党参 6g
黄连 4g			

6 剂。

1988 年 10 月 20 日，六诊：

便已成形，痒轻。近日腿肿，腹胀，舌淡，苔薄白，齿痕。

白术 15g	桂枝 12g	茯苓 30g	泽泻 12g
猪苓 15g	大腹皮 10g	茵陈 12g	滑石 12g

6剂。

1988年10月26日，七诊：

腹胀减轻，白带减少，下肢仍肿。舌淡苔白。

生黄芪10g	防己10g	生姜10g	大枣4枚
茯苓皮30g	白术15g	车前子10g	猪苓12g
薏米15g	通草10g	桂枝9g	杏仁10g

6剂。

忌盐。

1988年11月3日，八诊：

舌淡暗。水肿已消，尿略少，白带亦轻，腹胀。

白术30g	茯苓20g	车前子10g	猪苓12g
黄芪12g	党参10g	生姜10g	桂枝10g
泽泻10g	防己10g	大腹皮10g	厚朴10g
肉桂4g			

6剂。

1988年11月10日，九诊：

白带腹胀均减轻，近感胃痛。

| 高良姜7g | 香附10g | 乌药7g | 百合10g |
| 神粬10g | | | |

6剂。

【笺疏】皮肤瘙痒，其病在表。痒为热，为风；舌苔腻为湿。所以治之宜清热疏风祛湿。处方选用《伤寒论》麻黄连翘赤小豆汤为基本方，加白鲜皮、苦参。白鲜皮、苦参为皮肤病临床的常用药味，其主要功能为清热祛湿。皮肤具有排泄功能；药后得微汗，风湿邪气得到宣泄，故上肢痒减轻。然下肢症状未见减轻。从三诊病历看，二诊时还有下肢浮肿。故二诊着重祛湿清热，利尿消肿，处方开头二味药物写木通、防己，清楚地反映出这样一种思路。

后面的药味如滑石、黄柏、苍术、青黛、通草，都具有祛湿功能。另加地肤子、金银花、紫花地丁疏风止痒，清热解毒。药后腿肿渐消，犹有瘙痒。守方进退，去地肤子、杏仁、通草，加蒲公英、龙胆草、车前子，反映出适当加强清热解毒力量的意思。二诊、三诊两次处方中白鲜皮的用量都为30g，这反映师父对白鲜皮在用量上的把握。

药后肿痒皆减轻。然近日胃痛，既往有胃痞史，舌苔白腻，大便稀溏，一日四行，这些都是明显的胃腑湿郁特征。故转方投胃苓汤去桂枝治胃腑湿邪，加苦参、土茯苓、地肤子仍治其皮肤。用胃苓汤后，患者胃已安舒，皮肤痒仅有时而作；大便仍不成形，一日再行。效不更方，仍宜守方。不过由于皮肤症状已明显减轻，故于三诊处方去掉治疗皮肤瘙痒的苦参、土茯苓等。又考虑到前几诊连续应用清热药物，有引起中寒之虞，故再加干姜、党参健脾暖土；寒温并用，调治脾胃。

用胃苓汤合连理汤后，大便转变为成形便，皮肤瘙痒进一步减轻。然而近日下肢浮肿又现，腹胀满，舌淡，有齿痕，苔薄白，这毫无疑问是水饮停蓄现象。故处方用五苓散加大腹皮化气行水，利尿消肿。由于前几诊皆见湿热，皮肤瘙痒，故承前另加茵陈、滑石二物，既能利尿除湿，又使全方的整体药性不至于偏温。

药后腹胀减轻，白带减少，下肢仍肿，舌淡苔白，显然是气阳不足、水饮内停之证。故投《金匮要略》防己茯苓汤合苓桂杏苡汤温阳益气，利尿消肿；杏仁宣降肺气，调水之上源。并再加车前子、猪苓、白术、通草，以加强利水消肿的药力。水肿忌盐，这是必须的医嘱。

药后水肿已消，白带减少，然犹有腹胀，且尿量偏少，舌色淡暗，这说明阳气仍弱，犹有水饮。故守上方，针对腹胀、带下进行药味药量调整，减少茯苓用量，将白术用量增至30g，以除湿止带。加厚朴、大腹皮，以利水除胀。药后腹胀、带下皆减轻。有胃病史，近日又觉胃痛。前二诊病历记载舌淡苔白，可以推知九诊时见寒性胃痛特征，故处方用治胃寒疼痛之良附丸合百合乌药汤温胃止痛，另加神曲促进消化。

李某，女，60岁。1986年9月15日，初诊：
风疹。拟荆防败毒散，酌加清热祛湿之品。

苦参9g	苍术9g	防风9g	荆芥9g
前胡9g	柴胡9g	茯苓10g	枳壳6g
桔梗6g	川芎6g	当归6g	薄荷4g 后下
独活3g	羌活3g	黄柏3g	

6剂。
1986年10月6日，二诊：
咳少喘轻。溲灼热，大便调。

麻黄6g	桂枝9g	干姜6g	半夏12g

| 白芍 6g | 五味子 4g | 炙甘草 6g | 生石膏 30g |
| 杏仁 10g | 桑皮 9g | | |

6剂。

【笺疏】风疹的基本病因之一是风邪，常常为风热，或者为风湿，亦偶为风寒。处方以荆防败毒散为基本方，以疏风祛湿。对于风疹而寒热性质不明显者，师父常投荆防败毒散。大概本案病例兼有少许湿热表现，故处方更加苦参、黄柏疏风清热，除湿止痒。

从二诊病历看，初诊时还有咳喘，这咳喘也可以作为应用荆防败毒散的依据。二诊时的病历但言咳喘减轻，未及皮疹，似乎皮疹已消。犹有咳喘，尿道灼热感，说明体内有热。故处方用小青龙加石膏汤加杏仁、桑白皮宣肺清热，止咳平喘。根据《伤寒论》第40条，小青龙汤证见气喘时，要去麻黄，加杏仁。师父此时但加杏仁，不去麻黄，值得学习。

贯某，女，39岁。1989年7月24日，初诊：
周身泛起红斑，苦痒，小便黄。脉软大，舌苔腻。

苦参 10g	紫草 10g	白鲜皮 12g	龙胆草 10g
柴胡 10g	双花 10g	连翘 10g	地丁 10g
滑石 15g	寒水石 12g	生石膏 12g	竹叶 10g
黄芩 6g	丹皮 10g	赤小豆 12g	

7剂。

1989年7月31日，二诊：
红斑已减。

| 玄参 12g | 生地 10g | 丹皮 10g | 紫草 10g |
| 板蓝根 12g | | | |

7剂。

【笺疏】周身皮肤红斑、瘙痒，尿黄，苔腻，显然为风湿热客于皮肤，而且热邪已入于血分。脉软大者，风也。故拟定疏风利湿、清热凉血之法。师父用生石膏、寒水石、滑石时，一定见舌红、苔厚腻。二诊时红斑渐退。病减药减，故处方只用玄参、生地黄、牡丹皮、紫草四味药物凉血清热，只用一味板蓝根清热祛湿。若不用板蓝根，师父大抵会用大青叶。

梁某，男，4岁。1991年9月12日，初诊：

荨麻疹，手足心热，纳可，大便尚可。舌淡苔白，脉微数。证属风湿蕴于肌肤。

荆芥 10g	防风 10g	苏、桔梗各 10g	地肤子 10g
白鲜皮 10g	丹皮 6g	赤芍 10g	生地 10g
紫草 6g			

7 剂。

1991 年 11 月 8 日，二诊：

全身出脓痂、皮疹，瘙痒。纳差。

银花 10g	连翘 10g	青黛 3g	菊花 6g
地肤子 10g	白鲜皮 10g	鸡内金 10g	焦山楂 10g

7 剂。

1991 年 11 月 15 日，三诊：

银花 10g	连翘 10g	青黛 3g	菊花 6g
生地 10g	地肤子 10g	白鲜皮 10g	酒大黄 6g

7 剂。

1991 年 11 月 29 日，四诊：

皮疹见好，前方加减。

银花 10g	连翘 6g	青黛 3g	菊花 6g
生地 10g	苍术 10g	黄柏 6g	

7 剂。

1991 年 12 月 13 日，五诊：

病情减轻，前方加减。

银花 10g	连翘 10g	青黛 3g	菊花 6g
地肤子 10g	白鲜皮 10g	生地 10g	紫草 6g

7 剂。

1992 年 1 月 3 日，六诊：

咳嗽伴喘，夜间尤甚。

桑皮 15g	炙百部 15g	紫菀 15g	冬花 10g
干姜 6g	五味子 6g	银杏 15g	白前 15g

7 剂。

【笺疏】荨麻疹的中心病机为风邪客于皮肤，或兼热邪，或兼湿气。师父认为本案病例"证属风湿蕴于肌肤"。患者手足心热，故处方中还有清热凉血之品：

生地黄、牡丹皮、赤芍、紫草。所以本案病例全面的病机是风湿热蕴于肌肤，热入营分。由于小儿之平素脉略数，所以本案数脉不一定能作为热气的诊断依据。荆芥、防风、苏梗、桔梗、地肤子、白鲜皮能疏风祛湿。

二诊发生在一个多月以后，所以可以推断初诊药后荨麻疹消失。从二诊病历记录看，似乎是急性湿疹，皮损情况包括皮疹、渗液、结脓、瘙痒。此由风湿热客于皮肤所致，故仍拟疏风清热除湿方法，用银翘、青黛、菊花、地肤子、白鲜皮等物治之。由于患儿纳差，故另加鸡内金、焦山楂健胃消食。三诊、四诊、五诊仍守二诊方进退，然总不离疏风清热除湿方法，或加生地黄、紫草凉血，或合二妙散清热祛湿，病情逐渐减轻。

六诊发生在半个月以后，主诉并非皮肤病，而是咳喘，似乎皮肤病已经痊愈。故转用宣肺化痰、止咳定喘方法。

李某，女，33岁。1986年9月15日，初诊：
汗出当风，上半身、尤以头面泛起痒疹，舌苔薄白，脉弦。发汗祛风。

荆芥 10g	防风 10g	羌活 4g	独活 4g
柴胡 6g	前胡 10g	枳壳 6g	桔梗 9g
川芎 6g	薄荷 6g^{后下}	炙草 4g	茯苓 10g

6剂。

【笺疏】汗出当风，风邪客于皮肤。舌苔薄白主寒；弦脉为紧脉之渐，属阴脉，主寒。故可以判断为风邪夹寒，治之宜辛温疏散皮肤风寒，投荆防败毒散。

侯某，女，12岁。1986年12月15日，初诊：
前胸及后背风疹作痒十余天。

连翘 10g	双花 10g	荆芥 6g	防风 6g
蝉蜕 3g	紫草 10g	苦参 9g	牛蒡子 6g
薄荷 3g^{后下}	竹叶 10g	木通 10g	细生地 10g
青黛 9g^{包煎}	丹皮 10g		

4剂。

忌辛辣。

【笺疏】从处方看，本案病例当为风热客于皮肤。师父对热气是从形色、舌脉、二便，以及皮肤温度去考察认识的。有热定是热，无寒亦为热。处方用银翘、荆防、蝉蜕、牛蒡子、薄荷疏风；由于是风热，故银翘用量大于荆、防。用苦参、竹叶、木通清热祛湿；用青黛、紫草、生地黄、牡丹皮清热凉血。

赵某，女，31岁。1986年12月15日，初诊：

右手掌侧干裂痛痒半年余，溃破流水。腰酸，月经及白带尚可，舌红。

荆芥 9g	防风 9g	柴胡 9g	前胡 9g
羌活 4g	独活 4g	云苓 10g	枳壳 9g
桔梗 9g	川芎 9g	薄荷 6g^{后下}	炙草 6g
苦参 10g	白鲜皮 30g	连翘 10g	蝉蜕 3g

4剂。

【笺疏】本案病例应该为皮肤湿疹，痛痒，舌红，可知由风湿热客于皮肤所致。故拟定疏风清热、除湿止痒治法，投荆防败毒散，另加苦参、白鲜皮、连翘、蝉蜕，以提高疏风除湿、清热止痒的药效。

寒 饮

于某，女，39岁。1986年12月15日，初诊：

唇齿发凉，吐白沫，舌淡嫩，苔白，带下量多。

桂枝 10g	云茯苓 15g	泽泻 12g	猪苓 15g
白术 30g	党参 10g		

6剂。

【笺疏】本案病例的临床表现为一派阳虚有寒、水湿内盛现象：唇齿发凉，吐白沫，舌淡嫩，苔白，带下量多。故师父投五苓散，淡渗利水除湿，以温药和之。重用白术健脾培土，祛湿止带。更加党参，单从药味上看是春泽煎的组成，但春泽煎主治蓄水口渴，而此处加党参的目的是健脾益气、培土制湿，而不是益气止渴。我以为处方似乎可以更加益智仁、干姜，以温中散寒，除湿摄津。甚至还可以仿《伤寒论》治疗干呕、吐涎沫的吴茱萸汤，加吴茱萸数克以温胃散寒。